Erschöpfung und Burnout vorbeugen – mit Qigong und TCM

Springer Nature More Media App

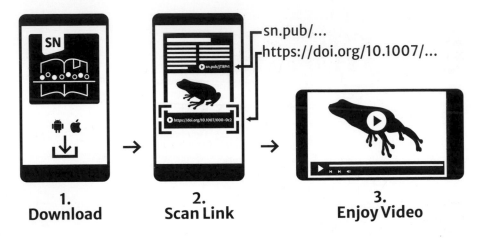

sn.pub/...
https://doi.org/10.1007/...

1.
Download

2.
Scan Link

3.
Enjoy Video

Support: customerservice@springernature.com

Angela Cooper

Erschöpfung und Burnout vorbeugen – mit Qigong und TCM

Übungen zur Selbsthilfe

Mit Ernährungs-Tipps von Katharina Ziegelbauer

Mit Rezepten von Gerlinde Winkler

Mit Grafiken von Jennifer Scharf und Roland Dreger

Mit Videos von Jörg Pattiss

Mit Fotos von Sabine Kirchner

Mit 144 farbigen Abbildungen

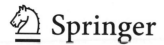 Springer

Angela Cooper
Wien, Österreich

Ergänzendes Material zu diesem Buch finden Sie auf http://link.springer.com.

Die Online-Version des Buches enthält digitales Zusatzmaterial, das berechtigten Nutzern durch Anklicken der mit einem „Playbutton" versehenen Abbildungen zur Verfügung steht. Alternativ kann dieses Zusatzmaterial von Lesern des gedruckten Buches mittels der kostenlosen Springer Nature „More Media" App angesehen werden. Die App ist in den relevanten App-Stores erhältlich und ermöglicht es, das entsprechend gekennzeichnete Zusatzmaterial mit einem mobilen Endgerät zu öffnen.

ISBN 978-3-662-63478-3   ISBN 978-3-662-63479-0   (eBook)
https://doi.org/10.1007/978-3-662-63479-0

Die Deutsche Nationalbibliothek verzeichnet diese Publikation in der Deutschen Nationalbibliografie; detaillierte bibliografische Daten sind im Internet über http://dnb.d-nb.de abrufbar.

Fotos von Sabine Kirchner
Illustrationen von Jennifer Scharf und Roland Dreger
Videos von Jörg Pattiss

Planung/Lektorat: Renate Eichhorn
Springer ist ein Imprint der eingetragenen Gesellschaft Springer-Verlag GmbH, DE und ist ein Teil von Springer Nature.
Die Anschrift der Gesellschaft ist: Heidelberger Platz 3, 14197 Berlin, Germany

Für meine Mama!

Für meinen Papa!

Vorwort

Ich schreibe dieses Buch für Menschen, die unter Stress leiden und sich wünschen, wieder frische Energie zu schöpfen. Wer unter Druck steht, hat keine Zeit für komplizierte Schachtelsätze und Fachchinesisch. Darum denke ich beim Schreiben an eine Freundin, mit der ich auf einem weichen Sofa sitze und dampfenden Tee trinke. Dabei erzähle ich ihr, wie ich mit Qigong mein Burnout überwinden konnte. Ich beschreibe, warum ich heute nicht mehr ausgebrannt, sondern energiegeladen bin – und warum meine Qigong-Schülerinnen auch bei Stress gelassen durchatmen. Denn darum geht es im Buch: wie Qigong und die traditionelle chinesische Medizin, kurz TCM, in jeder Phase des Burnouts helfen können, wieder zu entspannen und frische Lebenskraft zu sammeln. Übrigens: Meine Qigong-Schülerinnen und ich reden einander mit *du* an. Denn die Erfahrung hat mir gezeigt, dass die Qigong-Übungen umso intensiver wirken, je persönlicher ich spreche. Darum bin ich auch in diesem Buch per du – mit dir!

Angela

Juni 2022

PS: Falls dich mein fachlicher Hintergrund zum Thema *Burnout und Qigong/TCM* interessiert: Für meine Master-Thesis habe ich die Phasen des Burnout aus TCM-Sicht erforscht. Aus den Ergebnissen entwickelte ich das TCM-Burnout-Modell, das ich im Buch vorstelle, sowie eine spezielle Qigong-Form zur Burnout-Prophylaxe, die du ebenfalls im Buch findest – sogar mit Link zu den Mitmach-Videos.

PPS: Damit der Text leicht lesbar und verständlich bleibt, habe ich mich nach langer Überlegung gegen die gendersensible Schreibweise entschieden – wie etwa *der*die Kursleiter*in*. Ich verwende stattdessen meist die weibliche Form; denn in meinen Qigong-Kursen sind an die 80 Prozent der Teilnehmenden Frauen. An alle Lesenden von anderem Geschlecht: Ich hoffe, ihr versteht meine Entscheidung und fühlt euch ebenfalls angesprochen – ihr seid es aus ganzem Herzen!

Inhaltsverzeichnis

8   **4. Burnout-Phase: Konzentrationsschwäche**
        und Antriebslosigkeit – Erde-Ungleichgewicht 139

9   **5. Burnout-Phase: Verflachung der Gefühle**
        und Eigenbrötelei – Wasser-Ungleichgewicht 161

Burnout und Qigong

Inhaltsverzeichnis

© Springer-Verlag GmbH Deutschland, ein Teil von Springer
Nature 2022
A. Cooper, *Erschöpfung und Burnout vorbeugen – mit Qigong und
TCM*, https://doi.org/10.1007/978-3-662-63479-0_1

1

Das Telefon schrillt. Ich lasse es klingeln. Denn es liegt am Tisch – einen Meter von mir entfernt. So weit reicht mein Arm nicht. Ich starre vor mich hin. Mein Magen knurrt. Obwohl es nach 12 Uhr ist, habe ich noch nichts gegessen. Ob ich mir ein wenig Obst holen soll? Aber nein: Dazu müsste ich aufstehen – viel zu anstrengend!

Wenn ich mich heute an diese Zeit erinnere, tauchen weitere Bilder auf: Wie ich mich zum Bäcker ums Eck schleppe und mich auf halbem Weg hinsetzen muss. Selbst mit Freundinnen auf der Terrasse meines Lieblings-Cafés zu plaudern, erschöpft mich. Spazieren gehen? Viel zu anstrengend! Wenn ich mich endlich wieder zum Tanz-Training aufraffe, liege ich anschließend zwei Wochen unter Taschentüchern begraben im Bett: Daran verzweifle ich, denn zu dieser Zeit ist Tanzen mein Beruf (◘ Abb. 1.1).

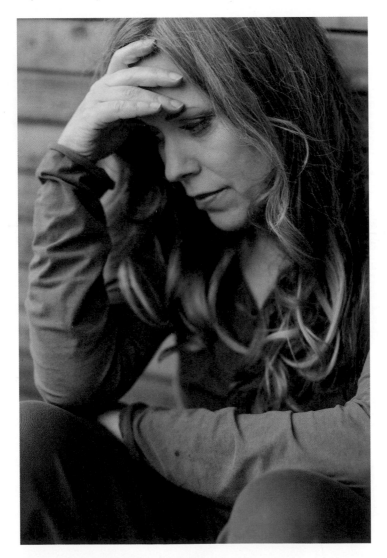

◘ **Abb. 1.1**   Burnout ist geprägt von Erschöpfung

Heute, mit 50, fühle ich mich frisch und energiegeladen: Ich tanze mit meinen Freundinnen im Park, gehe mit meinem Sohn laufen, mit meiner Tochter zur Kunstgeschichte-Vorlesung, mit meinen Eltern wandern, koche mit dem besten Freund, übe Klavier und Ukulele, lerne Französisch, schreibe ein Buch, leite die Qigong Akademie Cooper, halte Qigong-Ausbildungen und -Vorträge und entdecke dabei neue Orte in Österreich, Deutschland und der Schweiz.

Was liegt zwischen diesen Erlebnissen? Qigong! Es hat mir geholfen, wieder auf mich zu achten, meine Prioritäten zu klären und Energie zu tanken: Ich genieße die Natur, spüre meinen Körper und fühle mich glücklich und gesund.

Das klingt, als wäre Qigong ein Wundermittel. Nun, für mich war es das sehr oft; und für viele meiner Qigong-Studierenden auch. Aber ich bin mir dessen bewusst, dass es kein *Alles-wird-für-alle-immer-gut-Mittel* gibt. Zum Glück gibt es einen einfachen Weg herauszufinden, ob Qigong dich ebenso belebt und erfrischt wie mich: Es tun! Hast du Interesse?

Falls ja, erzähle ich dir in diesem Buch, wie und warum mir Qigong und die TCM bei Burnout geholfen haben – und ich verrate dir meine besten Qigong- und TCM-Tipps für mehr Energie, angefangen von Akupressur über TCM-Rezepte bis hin zu Atem- und Lebenspflege-Übungen, die du mühelos in deinen Alltag einbauen kannst. Außerdem stelle ich dir eine einfache, aber wirkungsvolle Qigong-Serie vor, die du in wenigen Minuten ausführen kannst. Diese Qigong-Serie kann dich dabei unterstützen, energiegeladen und glücklich, statt erschöpft und ausgebrannt zu sein (◻ Abb. 1.2).

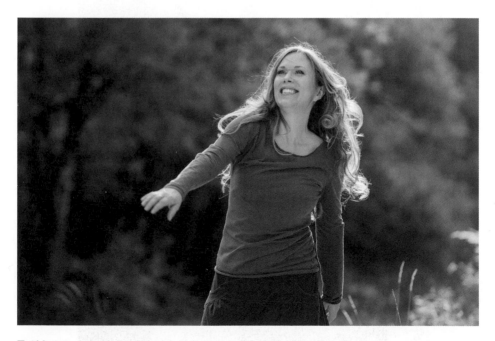

◻ **Abb. 1.2**   Mit Qigong habe ich meine persönlich Energie-Quelle gefunden

1

Da du dieses Buch in Händen hältst, stelle ich mir vor, dass du bereits unter Stress leidest oder befürchtest, in ein Burnout zu rutschen; womöglich bist du auch schon mittendrin. Oder aber du sorgst dich um einen Menschen, der ständig gestresst ist. Ich hoffe, dass ich dich mit dem Buch unterstützen kann, aus der Krise aufzutauchen, Kraft zu tanken und das Leben wieder intensiv zu genießen.

Ist das ein Zauberbuch?

Bitte versteh mich nicht falsch, ich weiß, dass ein Buch keine Therapie ersetzt. Wenn du bereits an Burnout leidest, hast du vielleicht schon eine Therapeutin gefunden, die dich auf deinem Weg begleitet: Auch wenn du in deinem Leben schon viel geschafft hast, musst du dich nicht am eigenen Haarschopf aus dem Burnout-Sumpf ziehen. Du darfst dir Hilfe holen – je früher, je wirkungsvoller! Hilfsangebote gibt es für jede Phase des Burnouts. So reicht vielleicht bereits der Austausch mit einer Freundin oder aber professionelles Coaching, um neue Wege zu finden, wenn du am Anfang eines Burnouts stehst. Später können Gespräche mit deiner Hausärztin oder einem Psychologen helfen, gemeinsam herauszufinden, wie es weiter geht. Wenn sich die Situation aber plötzlich zuspitzt, kannst du eine Beratungs-Hotline anrufen oder mit dem Taxi ins Krankenhaus fahren. Qigong hingegen führst du am besten bereits *im Vorfeld* als Burnout-Prophylaxe aus – oder nach Absprache mit deiner Ärztin oder Therapeutin *begleitend* zur jeweiligen Behandlung.

Leider kann ein Buch keinen Zauberstab zücken und – Abrakadabra – die 1001 ungelesenen Mails für dich beantworten, oder die langweilige Video-Konferenz in eine spannende Aufgabe verwandeln, an der du wächst (◘ Abb. 1.3). Es geht nicht darum, dass du dich mit Qigong an eine schreckliche Lage anpasst. Ich bin gescheitert, wenn du meine Qigong-Serie übst, damit du abends noch eine Stunde länger durchhältst in einem Job, der dich unglücklich macht.

Denn ich wünsche mir das Gegenteil: dass Arbeit- und Gesetzgeber Rahmenbedingungen schaffen, die es Menschen ermöglichen, freudvoll, motiviert und gelassen zu arbeiten und ihren Beruf als sinnstiftend und bereichernd zu erleben. Aber nach der chinesischen Philosophie gilt das Yin/Yang-Prinzip auch in der Arbeitswelt: Yang steht unter anderem für die äußeren Bedingungen, Yin für die inneren. So kannst du mit Qigong dein Inneres, deine Gefühlswelt, verändern: So bist du möglicherweise gelassener, freudiger oder neugieriger. In der Folge veränderst du vielleicht einiges im Außen – in deiner Umwelt. Oder diese ändert sich durch deinen Wandel sogar fast wie von selbst! Anderes wiederum darf bleiben, wie es ist: Du gehst gelassener damit um – was früher zu Ärger führte, stimmt dich vielleicht sogar heiter.

◘ **Abb. 1.3** Kann man Burnout wegzaubern?

1

Qigong kann dir helfen, dich tiefer zu entspannen und dir genügend Pausen zu gönnen; du fühlst dich energiegeladen und selbstbewusst: So stehst du gelassen und kraftvoll für dich und deine Mitmenschen ein, statt gestresst und fremdbestimmt auszubrennen. Ich erlebe in den Qigong-Ausbildungen, wie Qigong meinen Schülerinnen hilft, auf sich zu achten, sich mehr Freizeit zu gönnen, im Job gelassener zu sein, aber auch sich freudvoll in ihre Arbeit zu vertiefen. Manche entdecken sinnvolle Aufgaben in ihrem bisher unbefriedigenden Job. Andere wechseln den Job: Sie entscheiden sich kompromisslos für eine Arbeit, die sie begeistert oder die sie als sinnstiftend empfinden. Sie setzen sich selbstbewusst für ihre Ziele, Gesundheit und ihr Lebensglück ein – und auch für ihre Mitmenschen.

Viele meiner Schülerinnen, die von Burnout betroffen waren, berichten außerdem, dass ihnen Qigong geholfen hat, wieder in Kontakt zu sich selbst zu kommen, sich zu spüren, ihren Körper liebevoll wahrzunehmen und sich in ihm zuhause zu fühlen. Ich stelle dir in diesem Buch Übungen vor, mit denen du täglich sowohl entspannen als auch Kraft tanken kannst für deinen ganz persönlichen Weg.

Vor frischer Energie sprühen: Qi

Burnout und Qi

Burnout ist geprägt von Erschöpfung und Energiemangel. Aus Sicht der TCM handelt es sich um einen Qi-Mangel. Aber was ist Qi? Darüber kannst du im nächsten Absatz lesen.

Qi, die Wurzel allen Seins

„Mama, ich freu mich so sehr! Mein ganzer Bauch kitzelt!" Mein Sohn, gerade fünf Jahre alt, schaut mich an. Seine großen, braunen Augen strahlen. Wir erobern gemeinsam den Grünberg am Traunsee. Die Sonne lässt den See funkeln. Die Erinnerung an diese Wanderung vor sechzehn Jahren lässt mich auch heute noch lächeln. Ich habe bisher keine Beschreibung von Qi gehört, die mich mehr berührt als die Worte meines kleinen Buben: „Mein ganzer Bauch kitzelt!" Für mich ist klar: Das ist Qi in Bewegung; das ist gemeint, wenn wir von Qi sprechen.

Qi ist ein zentraler Begriff der chinesischen Philosophie und Medizin (■ Abb. 1.4). Es lässt sich kaum übersetzen. Meist wird Qi behelfsmäßig als Energie, Lebenskraft, Lebensenergie oder aber Materie beschrieben. Das Schriftzeichen für Qi besteht aus zwei Teilen. Der erste wird meist mit Atem, Luft, Gas, Atmosphäre oder Hauch übersetzt (■ Abb. 1.5).

■ **Abb. 1.4** chinesisches
Schriftzeichen für Qi

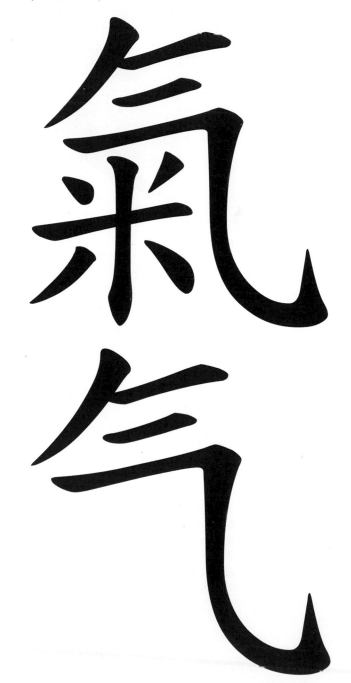

■ **Abb. 1.5** Luft, Gas,
Atmosphäre

Abb. 1.6   Ungekochter Reis

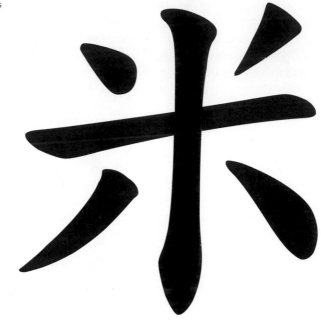

Darunter befindet sich ein weiteres Zeichen. Es zeigt ein ungekochtes Reiskorn (■ Abb. 1.6).

Bilder erlauben vielfältige Interpretationsmöglichkeiten: So könnte das Schriftzeichen für Qi all das symbolisieren, was uns am Leben hält: etwa Nahrung (Reis) und Atmen (Luft). Daraus könnten wir schließen, dass es bei dem Begriff *Qi* um unsere Lebenskraft geht. Wir könnten außerdem aus dem Schriftzeichen folgern, dass Qi Materielles beschreibt: das Reiskorn, das wir berühren – ja, sogar essen können. Andererseits beschreibt das Zeichen auch weniger Handfestes, wie etwa Atmosphäre oder Hauch. In Fachkreisen wird genau darüber diskutiert: ob es sich bei Qi um Materie oder Energie handle. Nach der oben beschriebenen Interpretation wäre Qi beides – sowohl Energie als auch Materie, entsprechend der altchinesische Yin-Yang-Philosophie von *sowohl als auch* statt *entweder oder*. Das erinnert an die Erkenntnisse der neuen Physik: Einsteins Relativitätstheorie besagt unter anderem, dass sich Materie und Energie ineinander verwandeln.

Wir können davon ausgehen, dass mit *Qi* tatsächlich beides gemeint ist: sowohl Materie als auch Energie. In der altchinesischen Philosophie sieht man es so: Alles besteht aus Qi. Qi ist die Wurzel allen Seins. Es verdichtet sich – wird zu Materie – und zerstreut sich wieder. Im Qigong sprechen wir von einer speziellen Form des Qi. Diese lässt sich recht treffend mit Lebensenergie oder Lebenskraft übersetzen.

Wir alle kennen Qi, selbst falls wir den Begriff noch nie gehört haben. Qi zeigt sich als wohltuender Schauer auf der Haut, wenn wir gähnen, als Schmetterlinge in der Brust, wenn wir verliebt sind, oder als Kitzeln im Bauch meines Sohnes, wenn er sich freut. Wie auch immer wir es nennen, wir alle haben bereits das gespürt, was in der TCM *Qi* genannt wird. Woran erkennst du aber, dass du ausreichend Qi zur Verfügung hast? Daran, dass du dich energiegeladen, frisch, motiviert, zuversichtlich, zufrieden und voller Lebensfreude fühlst.

Kein Qi = keine Energie

Geht uns das Qi, die Lebensenergie, verloren, führt das laut TCM unter anderem zu Antriebslosigkeit, Erschöpfung, Burnout und Depression. Woran liegt es, dass manche mehr, andere weniger gut mit Qi versorgt sind?

Einerseits werden wir laut TCM mit einem *Qi-Paket* geboren, das bei manchen prall gefüllt ist, bei anderen weniger: Manche Menschen haben von Geburt an eine starke Grundkonstitution, andere nicht.

Andererseits leidet unser Qi unter belastenden Einflüssen, denen wir ausgesetzt sind – etwa einer aufreibenden Arbeit, schlechten Umweltbedingungen, einem ungesunden Lebensstil oder negativen Gedanken.

Wir können unser Qi aber auch kräftigen und pflegen, etwa mit Qigong, Zeit mit unseren Liebsten, gesunder Nahrung, ausreichender Bewegung, Entspannung, Pausen und Schlaf – aber auch mit freundlichen Gedanken, sinnstiftender Arbeit und Dankbarkeit.

Überblick: Das verletzt dein Qi

- Rauchen
- Alkohol
- Schlechte Arbeitsbedingungen
- Zu hohe Anforderungen, denen man sich nicht gewachsen fühlt
- Zu viel Stress, zu wenig Entspannung
- Negative Gedanken
- Ungesunde Ernährung
- Hastiges, freudloses Essen
- Zu wenig Schlaf
- Ängste
- Wut, Zorn, Hass
- Freudlosigkeit
- Sorgen, Grübeln
- Entfremdung
- Trauer

Überblick: Das nährt dein Qi

Du kannst dein Qi pflegen, etwa indem du
- dir Zeit für dich gönnst,
- dich regelmäßig entspannst,
- meditierst,
- dich bewegst,
- warm und gesund isst, etwa Suppen,
- warm und gesund trinkst, etwa Kräutertees,
- bewusst deinen Atem wahrnimmst,
- dich mit lieben Menschen triffst,

1

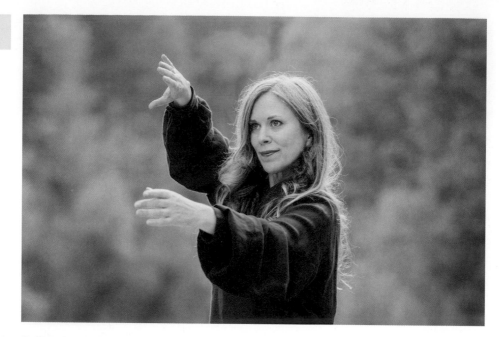

◘ **Abb. 1.7**   In der Natur Qigong zu üben, stärkt das Qi

- Dinge tust, die du liebst,
- einer Arbeit nachgehst, die du als sinnstiftend empfindest,
- dich selbst massierst oder massieren lässt
- in der Natur bist und
- Qigong übst (◘ Abb. 1.7).

Nicht nur *wie viel* Qi du zur Verfügung hast, sondern auch *wie frei* es im Körper fließt, beeinflusst, wie gesund du bist. Wenn du zwar ausreichend mit Qi versorgt bist, es aber blockiert ist, kann das laut TCM zu Schmerzen, Krämpfen, Unwohlsein und Krankheiten führen.

Wenn Qi frei und geschmeidig durch deinen Körper fließt, bist du nach Auffassung der TCM gesund und energiegeladen. Im Qigong geht es daher auch immer darum, Blockaden zu lösen und den Qi-Fluss anzuregen.

Nun habe ich bereits mehrmals den Begriff Qigong verwendet, aber was ist das überhaupt? Klingt nach einer exotischen Speise, oder? Im nächsten Abschnitt erfährst du mehr über Qigong.

Was ist Qigong?

Meine erste Begegnung mit Qigong

Die schöne Frau bewegt sich langsam, sanft und geschmeidig. Sie schaut zum Himmel und breitet ihre Arme weit aus. Ich stelle mir vor, dass die Enten und Schwäne, die am See dahingleiten, nur aus einem Grund heranschwimmen: Sie

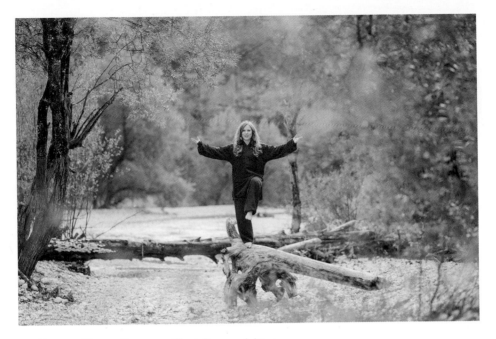

◘ **Abb. 1.8**   Qigong: Bewegung, Vorstellung und Atem

wollen die Übende beobachten. Sie sind, wie ich, fasziniert von ihren eleganten, kraftvollen Bewegungen. Doch die Schwäne schwimmen weiter. Ich bleibe stehen.

Das sei Qigong, erzählt mir die Frau später. Ich erinnere mich, dass meine liebste Tanz-Lehrerin auch ab und an sanfte Bewegungskünste in den Unterricht einbaute: Yoga, Feldenkrais und Qigong. Aber jetzt – hier am glitzernden See – jetzt ist der Funken übergesprungen.

Eine Woche später stehe ich mit sieben anderen in einem lichtdurchfluteten Raum und bewege mich langsam – unendlich langsam, wie mir scheint. Ich habe mich für ein Qigong-Seminar angemeldet. Mit jeder Bewegung spüre ich, wie mein Geist ruhiger, mein Atem tiefer, mein Körper freier wird. Ich fühle mich geborgen und glücklich.

Bald darauf melde ich mich zu meiner ersten Qigong-Ausbildung an. Hier beschäftige ich mich mit den Hintergründen und erfahre: Qigong ist eine Jahrtausende alte Bewegungs-, Atem-, und Meditationskunst aus China; es gilt als wesentlicher Bestandteil der Traditionellen Chinesischen Medizin – auch TCM genannt (◘ Abb. 1.8).

Wissensbox

Jahrtausende altes Wissen für aktuelle Herausforderungen: Körper-Übungen zur Erhaltung der Gesundheit wurden schon sehr früh beschrieben – sogar im ältesten überlieferten Buch der chinesischen Medizin dem *Huangdi Neijing Su Wen*. Der Titel des Werks wird meist mit *Der Gelbe Kaiser* übersetzt. Im Buch wird das Wissen vermittelt, das der legendäre Gelbe Kaiser (um 2600 v. Chr.) gesammelt haben soll.

1

Möchtest du mehr dazu wissen? Hier kannst du dich vertiefen: *Der Gelbe Kaiser* herausgegeben und kommentiert von Maoshing Ni (2005). Aber nicht nur Bücher bezeugen die Jahrtausende alte Tradition des Qigong: 1973 wurden mehrere Seidentücher entdeckt. Sie sollen etwa 2500 Jahre alt sein. Sie zeigen typische Qigong-Bewegungen. Über all die Zeit haben die Übungen weder an Wirkung noch an Wichtigkeit verloren. Seit Jahrtausenden schwören viele auf die belebende Kraft von Qigong, auf die besondere Wirkung, die aus dem Zusammenspiel von sanfter Bewegung, Atem und Vorstellungskraft entsteht. Spannend ist auch, dass in China nicht nur altbekannte Krankheiten mit TCM und Qigong erfolgreich behandelt werden, sondern auch Phänomene, die in den klassischen chinesischen Schriften noch gar nicht auftauchen: So wurden etwa gute Erfolge bei Burnout erzielt.

Mit der Lebensenergie arbeiten

Qigong beinhaltet unter anderem gesundheitsfördernde Bewegung und Körperhaltung, Atemtechniken, mentale Übungen zur Stärkung der Vorstellungskraft, Entspannungs- und Selbstheilungstechniken, sowie Selbstheilmassagen und Meditationen. All dies verbindet sich zu einem ganzheitlichen System (◘ Abb. 1.9).

Im Mittelpunkt des Qigong steht Qi. Vereinfacht können wir Qi als Lebensenergie oder Lebenskraft beschreiben. Diese Energie wollen wir durch Qigong pflegen und hegen. Gong bedeutet unter anderem Arbeit, Errungenschaft, Wirkung, Verdienst und Leistung. So setzt sich der Begriff Qigong aus Qi, der Lebensenergie,

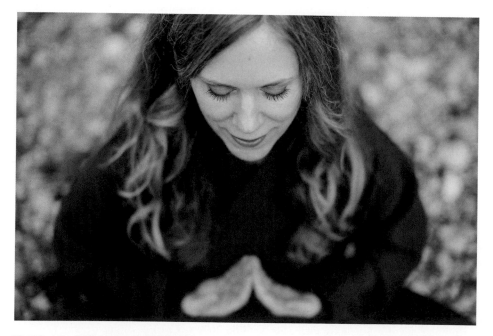

◘ **Abb. 1.9**   Stilles Qigong im Sitzen

und Gong, der Arbeit, zusammen: Arbeiten mit der Lebensenergie! Wobei Gong eine Abkürzung von Gong Fu ist – bei uns besser bekannt als Konfu, worunter viele Kampfkunst verstehen. Aber es geht um mehr: Oft wird Gong beschrieben als Erfolg, Können und Geschicklichkeit durch Arbeit, Ausdauer und Übung. Es geht also bei *Gong* nicht um ein Talent, das dir in die Wiege gelegt wurde, sondern um Fähigkeiten, die du erlernen kannst, die du übst, für die du dir bewusst Zeit nimmst.

Und welche Fähigkeit ist das im Qigong? In der TCM sieht man es so: Du erlernst durch Qigong, dein Qi, deine Lebensenergie, bewusst zu beeinflussen. Du lernst, wie du deine Energie aufbaust, pflegst, schützt und vermehrst. So kannst du den Qi-Fluss im Körper harmonisieren, deine Gesundheit stärken und Körper und Geist entspannen.

Mit verschiedenen Übungsmethoden kannst du mögliche Blockaden lösen, das Qi zum Fließen bringen und deine Energie sammeln und speichern wie in einem Reservoir. Durch die ganzheitliche Kombination von bewusster Bewegung, Atem und Achtsamkeit kannst du deine Lebensenergie noch intensiver spüren und harmonisieren.

Ein wichtiger Grundsatz hinter all den Übungen ist, Qi zu sammeln und Blockaden zu lösen, damit das Qi frei fließen kann. Denn aus Sicht der TCM bist du gesund, wenn ausreichend Qi frei und rein in deinem Körper fließt.

Das Schöne an Qigong: Es ist einerseits sehr wirkungsvoll, andererseits einfach zu erlernen. Um mit frischer Energie in den Tag zu starten, reicht es oft schon, wenn du gleich nach dem Aufstehen ein paar Minuten lang Qigong-Übungen ausführst – und zwar unabhängig davon wie alt du bist. Ja, Qigong kannst du tatsächlich in jedem Alter ausführen.

Die drei Säulen des Qigong

Scheint dir die Vorstellung von Qi zu abgehoben – oder gar esoterisch? Musst du an Qi *glauben*, damit Qigong wirkt? Nein! Ob du davon überzeugt bist, dass Qi existiert, oder ob Qi für dich eine bloße Vorstellung ist, ist für die Wirkung von Qigong ziemlich egal.

Lässt sich die Wirkung von Qigong also auch anders als mit dem Qi-Modell erklären? Ja! Qigong verbindet auf harmonische Weise die drei Säulen Bewegung, Atem und Vorstellung: Dass aber Bewegung, Atem und Vorstellungskraft großen Einfluss auf die Gesundheit haben, ist heute kein Geheimnis mehr – und auch wissenschaftlich belegt. Im Qigong hält die Kombination aus sanfter Bewegung, Atemtechnik und Vorstellungskraft Körper und Geist entspannt, fit und beweglich. Mehr zu den 3 Säulen des Qigong findest du in den folgenden Abschnitten!

1. Säule: Bewegung

Ich hebe die Arme zum Himmel und spüre, wie sich meine Wirbelsäule dehnt. Ich drehe mich zur Seite und spüre einen sanften Zug auf meine Muskeln. Ich genieße die sanften, fließenden Bewegungen des Qigong.

Als ich aufhörte, regelmäßig zu tanzen und mit Qigong begann, erwartete ich, dass ich mich bald tiefer entspannen könne und gelassener wäre. So war es auch. Aber würde ich fit bleiben?

1

Bevor ich mit Qigong begann, trainierte ich als zeitgenössische Tänzerin meinen Körper täglich viele Stunden. Als ich damit aufhörte und nur mehr die langsamen, sanften Bewegungen des Qigong übte, befürchtete ich, dass meine Muskeln schrumpfen würden. Ich sah mich schon vor mir: ächzend aufs Sofa plumpsend nach dem gescheiterten Versuch mir die Schuhe im Stehen zu binden. Umso überraschter war ich, als ich bereits nach einem Jahr deutlich ausdauernder, fitter und stärker war als zuvor. Die regelmäßige sanfte Bewegung des Qigong hielt meinen Körper kraftvoll und beweglich zugleich (◘ Abb. 1.10).

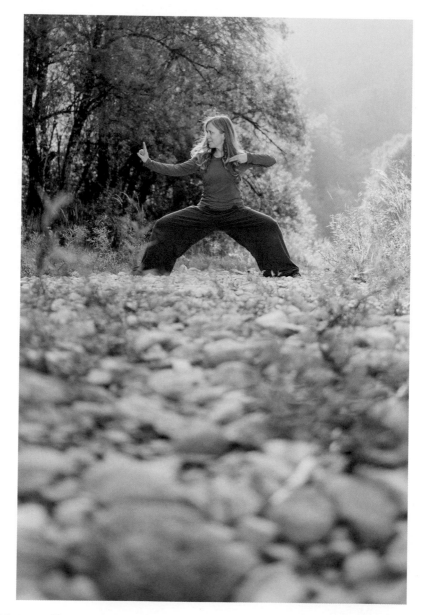

◘ **Abb. 1.10**   Qigong stärkt auch die Muskeln

Inzwischen beobachte ich es nicht nur bei mir, sondern auch bei vielen meiner Schülerinnen: Die Qigong-Bewegungen schenken mehr Flexibilität, die Faszien werden geschmeidiger, die Knochen gestärkt, die Beweglichkeit und die Koordination gefördert, der Blutkreislauf angeregt, der Gleichgewichts-Sinn trainiert, die Muskeln sanft gekräftigt und gedehnt. Selbst deine *Ausdauer* trainierst du durch die regelmäßigen, sich wiederholenden Qigong-Bewegungen.

Inzwischen ist es Allgemeinwissen: Etliche Studien belegen den positiven Einfluss, den Bewegung auf Körper und Psyche hat, etwa Stressreduktion, tiefere Entspannung, besserer Schlaf, gestärkte Resilienz und verbesserte Abwehrkräfte.

In der TCM wird seit Jahrtausenden auf die heilende Kraft der Bewegung Wert gelegt und die harmonische Bewegung des Qigong als wichtiger Teil der traditionellen Medizin gesehen. Dabei sind die Bewegungen von vornherein so angelegt, dass sie gesundheitsfördernd und sanft sind. Im Gegensatz zu anderen Methoden gibt es kaum Qigong-Stile, die über die natürlichen Grenzen des Körpers hinweggehen.

Als ich das erste Mal eine Frau sah, die Qigong „spielte", war ich auf der Stelle fasziniert: Sie bewegte sich sanft, geschmeidig, harmonisch, elegant, schön, tiefgehend, zart und kraftvoll zugleich.

Erst später bemerkte ich, dass diese Eleganz nur eine Nebenerscheinung war. Wenn Qigong *korrekt* – also gesundheitsfördernd – ausgeführt wird, ist die Bewegung automatisch fließend und schön. „Das Qi wurde geweckt!", so beschreiben es Qigong-Praktizierende. Die Vorstellung dahinter ist, dass sich beim Üben die Lebensenergie ausbreitet, frei fließt und so den Bewegungen eine besondere Qualität schenkt. Damit wären wir bereits bei der zweiten Säule des Qigong: der Vorstellungskraft.

2. Säule: Vorstellungskraft

Ich schlürfe im Pyjama mit halbgeschlossenen Augen in den Garten, um Qigong zu üben. Eine Weile blinzle und gähne ich vor mich hin, doch irgendwann bin ich soweit: Ich stehe aufrecht und zentriert, nehme wahr, wie ich ein- und ausatme: ein und aus, ein und aus, ein und aus.....Es riecht nach Kaffee, hmmh! Wer um die Zeit wohl schon Kaffee kocht? Ob das wohl der liebe Nachbar ist, der meinem Sohn als Kind immer Himbeeren schenkte? Ich wollte doch mal bei ihm vorbeischauen! Und bei meiner liebsten Freundin auch! Vielleicht schreibe ich ihr heute einfach! Oder morgen?

Da fällt mir ein: Ich wollte doch Qigong üben, und zwar „Stehen wie ein Baum", eine Meditation im Stehen. Ich lenke meine Aufmerksamkeit wieder darauf, wie ich hier stehe, lasse die Gedanken weiterziehen wie Vögel am Himmel und nehme wahr, wie ich ein- und ausatme – aber die Freundin, vielleicht ist sie schon beleidigt! Ich atme ein und aus, ein und aus, ein und aus…Und endlich: Mit jedem Atemzug wird mein Geist ruhiger.

1

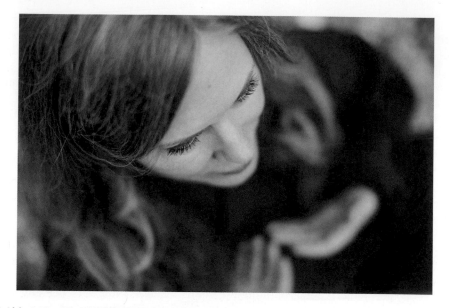

◨ **Abb. 1.11**   Die tausend Gedanken durch einen ersetzen

Die tausend Gedanken durch einen ersetzen, das ist ein Grundprinzip des Qigong (◨ Abb. 1.11). Damit ist gemeint, dass du dich beim Üben liebevoll auf *eine* Sache konzentrierst, etwa auf deinen Atem, einen speziellen Gedanken oder eine Vorstellung. So kann dein innerer Dialog eine Pause einlegen.

Im Qigong werden die kreisenden Gedanken als eine Horde wild gewordener Affen bezeichnet. Wenn du mit Qigong liebevoll deinen Geist trainierst, werden diese Affen ruhiger. Du lernst, dich mit den *inneren Affen* anzufreunden, also den inneren Dialog achtsam zu lenken, und das Gewusel im Kopf durch eine bewusst gewählte Vorstellung zu ersetzen.

Denn jede Qigong-Übung hat immer auch eine geistige, mentale Komponente, meist erkennst du sie am Titel der Übung, etwa: *Das Himmelspferd reiten*.

Qigong wird als Meditation in Bewegung bezeichnet. Das betont, wie wichtig Achtsamkeit und Vorstellungskraft im Qigong sind. Die Vorstellungskraft hat einen großen Einfluss auf Muskeltonus, Hormone, Abwehrkräfte, Haltung und allgemein die Gesundheit.

Es macht einen Unterschied, ob du dir vorstellst, wie die Sonne langsam untergeht und das Meer in glitzerndes Gold verwandelt, oder ob du an einen weißen Hai denkst, der dir in die Augen schaut – abhängig von deiner Beziehung zum Meer oder zu weißen Haien natürlich.

Die Auswirkungen der Vorstellung auf Körper und Gesundheit sind messbar. Beim Qigong tauchen wir ein in wohltuende Bilder und fördern so Entspannung, Gesundheit, Abwehrkräfte und sogar unsere Fitness. Aber nicht nur Jahrtausende alte Praktiken wie Qigong nutzen die Kraft der Vorstellung, auch die moderne Wissenschaft beschäftigt sich inzwischen damit; und Menschen, die Spitzenleistungen vollbringen, etwa Spitzensportlerinnen, trainieren heutzutage ihre mentalen Fähigkeiten, um zu entspannen, ihre Fitness zu steigern und ihre Leistung zu verbessern.

3. Säule: Atem

„Und ausatmen, aaaaaaaaaauuuuuuuuuuus…", säuselt meine Tanzlehrerin. Du meine Güte, wie lange kann man ausatmen? Keuchend bemühe ich mich, mein rechtes Nasenloch meinem linken Knie näher zu bringen und dabei – nun ja – auszuatmen. Ich ringe nach Luft und frage mich, ob meine Gesichtsfarbe wohl eher einem Veilchen oder einer Mohnblume gleicht. Und was wird auf meinem Grabstein stehen: Tod durch Yoga? Aus den Augenwinkeln blinzle ich zu meinen Tanzkolleginnen. Mit verklärtem Lächeln entspannen sie sich und – atmen aaaaaaaaauuuuuus. Wo nehmen die nur die Luft her? Haben sie einen Heißluftballon in ihren schlanken Körpern versteckt?

In der Tanzausbildung wärmen wir seit neuestem mit Yoga auf. Für mich ist das eine Qual, denn so schön die Bewegungen auch sind, mein Atem reicht nicht aus. Nie!

Drei Jahre später: Und ausatmen, aaaaaaaaauuuuuuuuuuuuuuus. Genussvoll atme ich aus. Und eeeeeeeeiiiiiiiiin. Was? Ich bin noch lange nicht fertig mit dem Ausatmen! Ich entscheide mich, die Anleitung der Yoga-Lehrerin zu ignorieren und in meinem Tempo weiter zu atmen, denn das geht mir hier zu schnell.

Was liegt zwischen den beiden Erlebnissen?

Qigong!

Qigong trainiert den Atem. Durch Qigong atmest du natürlich, tief und entspannt (◻ Abb. 1.12). Die freie Atmung wiederum unterstützt dich dabei, gelassener mit Stress umzugehen, Spannungen zu lösen und dich genussvoll zu ent-

◻ **Abb. 1.12**   Qigong vertieft
den Atem

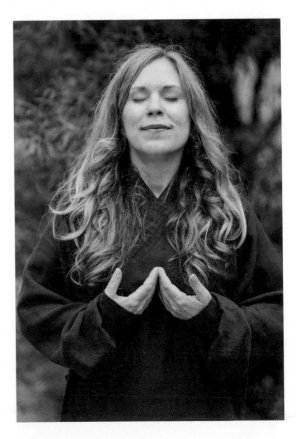

1

spannen. Wenn du tief ein- und ausatmest, füllen sich deine Lungen mit Luft. So strömt laut TCM mit jedem Atemzug frische Lebensenergie, Qi, in deinen Körper ein und beim Ausatmen verbrauchtes Qi wieder aus. Je tiefer, freier und natürlicher du atmest, desto besser wird dein Körper mit Energie versorgt.

Jede Qigong-Übung ist eine Atemübung, auch wenn das nicht immer sofort ersichtlich ist. In den Qigong-Figuren wechseln sich meist öffnende oder aufsteigende Bewegungen mit sammelnden oder senkenden Bewegungen ab. Die öffnenden, sich ausbreitenden oder aufsteigenden Bewegung nennen wir im Qigong Yang-Bewegungen: Der Brustkorb, der Bauch, der Rücken, die Flanken, die Lungen dehnen sich aus. Der Körper will automatisch einatmen (■ Abb. 1.13). Es ist schwierig, den Oberkörper aufzurichten, nach oben zu schauen und dabei auszuatmen. Vielleicht möchtest du es versuchen? Für die meisten fühlt es sich eigenartig an.

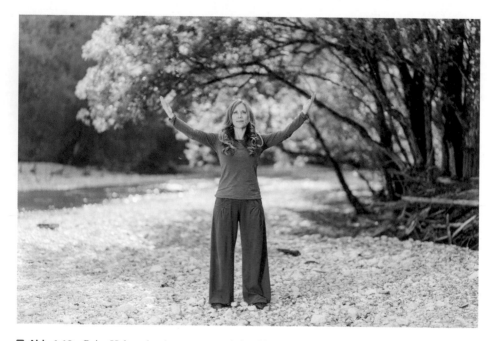

■ **Abb. 1.13**   Beim Heben der Arme atmen wir im Qigong meist ein

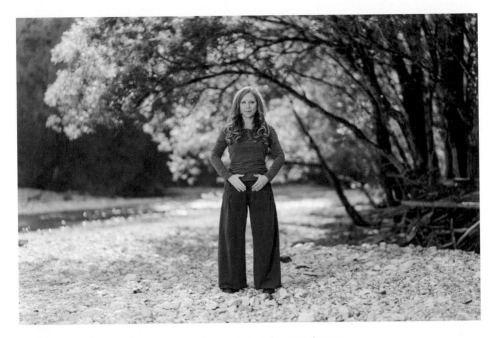

☐ **Abb. 1.14**   Beim Senken der Arme atmen wir im Qigong meist aus

Auf die Yang- folgt eine Yin-Phase mit sammelnden, zentrierenden oder senkenden Bewegungen. Der Bauch, der Rücken, die Seiten, die Brust ziehen sich wieder sanft nach innen. Automatisch atmen wir aus (☐ Abb. 1.14).

Durch die natürliche Abfolge von Öffnen und Schließen, Heben und Senken vertieft sich der Atem mit der Zeit fast wie durch Zauberei – ganz von allein. Wir brauchen uns nicht darauf zu konzentrieren oder verkrampft langsamer oder tiefer zu atmen. Der Atem passt sich mit der Zeit den Bewegungen an. Durch die langsamen Qigong-Übungen atmest du automatisch langsamer, ruhiger und tiefer. Bauch, Rücken, Flanken dehnen sich ganz natürlich aus, wenn du einatmest, und ziehen sich zusammen beim Ausatmen. So kannst du deine volle Lungenkapazität ausschöpfen. Das nennen wir Bauchatmung. Du atmest aus, was du nicht mehr brauchst und atmest ausreichend frischen Sauerstoff ein – und Qi.

Zusammenfassung: Die 3 Säulen des Qigong

Wie kannst du Stress leichter bewältigen?

Heute ist allgemein bekannt: Folgende 3 Faktoren reduzieren die negativen Auswirkungen von Stress auf Körper, Seele und Geist:

— Bewegung
— Vorstellungskraft
— Atem

Damit haben wir die 3 Säulen des Qigong. Das erklärt, warum Qigong so entspannend wirkt und bei Stress und Burnout helfen kann.

Wann wird Vorstellung als wahr empfunden?

Beim Qigong arbeiten wir mit der Vorstellung, etwa dass wir mit jeder Bewegung frische Energie sammeln – genau die Energie, die uns bei einem Burnout verloren geht. Die Bilder, mit denen wir im Qigong arbeiten, werden durch die dazu passenden Bewegungen als wahr empfunden.

Denn jede Emotion ist mit einer entsprechenden Körperhaltung verbunden. Wenn du in der Qigong-Grundhaltung stehst, also aufrecht und zentriert, entspricht das der Vorstellung, dass du energiegeladen und gesund bist – während eine zusammengesunkene Haltung dieser Idee widersprechen würde.

Stell dir vor: Du hast gelesen, dass Affirmationen hilfreich sind. Um dich daran zu erinnern und dich täglich zu motivieren, schreibst du die Affirmationen *Ich bin energiegeladen* auf den Spiegel. In der Früh murmelst du den Satz mit eingesunkenen Schultern und Rücken vor dich hin. Leider stimmt die Aussage nicht mit deiner Körperhaltung überein. Dadurch fühlt sich der Satz nicht *richtig* an. Das ist frustrierend.

„Nun raffe ich mich schon auf, täglich die Affirmationen auszusprechen und dann nützen sie nicht mal was! Sogar für Affirmationen bin ich zu blöd!", seufzte meine Freundin Susi. Körper, Seele und Geist lassen sich eben nicht so leicht täuschen. Wenn die Körperhaltung nicht zur Aussage passt, wird diese sofort als falsch entlarvt und gemeinsam mit all den anderen Affirmationen am Misthaufen der leeren Worthülsen entsorgt.

Denn die Doppelbotschaft *Ich bin energiegeladen* auf der verbalen Ebene und *Ich bin erschöpft* auf der körperlichen verwirrt das Gehirn. Zurück bleibt das entmutigende Gefühl, versagt zu haben.

Damit will ich nicht sagen, dass Affirmationen wirkungslos sind. Im Gegenteil: Sie sind sehr kraftvoll – aber nur wenn Aussage und Körperhaltung übereinstimmen. Vielleicht probierst du es aus: Wenn du gleich in der Früh aufrecht stehst, den Blick leicht nach oben wendest und mit deutlicher Stimme aussprichst: *Ich bin glücklich*, kommt das in Körper, Geist und Seele als wahr an und stimmt dich auf einen schönen, freudvollen Tag ein.

Du wirst die besonderen Momente bewusster wahrnehmen, du wirst dadurch vermutlich offener und freundlicher auftreten, worauf dir deine Mitmenschen ebenfalls liebevoller begegnen. Am Abend kannst du wahrscheinlich auf einen lustigen, genussvollen Tag zurückblicken.

Und genau darum geht es auch im Qigong. Die zentrierte, entspannte und gleichzeitig energievolle Qigong-Körperhaltung passt genau zu den harmonisierenden Vorstellungen des Qigong. Auch meine Freundin Susi stellt sich inzwischen morgens gleich nach dem Aufstehen aufrecht in die Qigong-Grundhaltung und sagt: „Ich freue mich auf den Tag." Und jetzt funktioniert es auch.

Wie wirkt Qigong aus TCM-Sicht?

Mein geschätzter Lehrer Liu Qingshan erklärte in der Qigong-Ausbildung die Wirkweisen von TCM und Qigong: Wenn man sich unwohl, müde, erschöpft fühlt und Halsschmerzen hat und darum den Hausarzt ums Eck besucht, testet er möglicherweise, welche Bakterien oder Viren die Krankheit verursachen und versorgt einen mit Medikamenten. Liu vergleicht die Krankheits-Erreger, die den Körper attackieren, mit Ameisen, die eine Suppe befallen. Nun wird also getestet, welcher Ameisentyp die Suppe befällt und schnell stellt sich heraus: Die roten Ameisen sind die Übeltäter. Kein Problem! Gegen rote Ameisen ist ein Gift gewachsen. Also rein in die Suppe damit! Doch irgendwas stimmt immer noch nicht mit der Suppe. Sie ist nun schwarz! Bei einem Blick aus der Nähe stellt sich heraus: Sie wimmelt nur von *schwarzen* Ameisen. Kein Wunder! Das Rote-Ameisen-Gift ist die Lieblingsspeise der schwarzen Ameisen. Aus allen Richtungen strömen sie heran und verspeisen, was noch übrig ist. Aber auch das soll uns nicht verstören. Her mit dem Gift gegen schwarze Ameisen! Die Behandlung war erfolgreich, alle Ameisen sind tot! Und die Suppe? Nun, sie ist ameisenfrei; aber ist sie noch bekömmlich?

Die TCM bevorzugt einen anderen Weg: Sie achtet darauf, dass die Suppe kocht. Sie dampft und riecht köstlich. Das Beste aber ist: Die Hitze vertreibt die Ameisen.

Wofür steht die Hitze in dieser Geschichte? Für Qi! Und wie können wir Qi erzeugen? Durch Qigong! Wir nähren also durch Qigong – oder andere Methoden – unsere Lebenskraft, die uns gesund und widerstandsfähig erhält: Unsere Abwehrkräfte schützen uns vor Krankheits-Erregern.

Was aber tun, wenn die Suppe ganz plötzlich von einer heftigen Ameisen-Attacke befallen wird? Während wir noch das Holz sammeln, um das Feuer zum Kochen zu entfachen, strömen immer mehr Ameisen herbei und verderben die Suppe. Manchmal bleibt nicht die Zeit, ausreichend Qi aufzubauen. Ebenso werden wir den Suppentopf selbst nicht mit Hitze behandeln, sondern reparieren lassen, wenn er ein Loch hat, aus dem die Suppe quillt.

Mit dieser Geschichte weißt Qingshan Liu darauf hin, dass er die TCM nicht als alternative, sondern als komplementäre Medizin versteht. Die westliche Medizin rettet unzählige Leben und ist hervorragend in vielen Bereichen wie etwa Chirurgie und Akutmedizin. Die Traditionelle Chinesische Medizin wiederum bietet zahlreiche wertvolle Schätze im Umgang mit chronischen Krankheiten und ganz besonders in der Vorbeugung. Wie fast überall kommt es auch hier auf ein sinnvolles Zusammenspiel an. Westliche und östliche Medizin können sich wunderbar ergänzen.

Erschöpfung: Blockaden im Energie-Fluss

Wir haben in den letzten Abschnitten gesehen: Aus TCM-Sicht ist ein Mensch gesund, wenn das Qi, die Lebensenergie, frei fließen kann. Mit Qigong kannst du einerseits Qi aufbauen, sammeln und speichern, andererseits Blockaden lösen, damit die Energie wieder frei fließen kann.

1

Aber vielleicht hast du dich bereits mit der TCM beschäftigt und dabei von Fülle und Leere gehört – und dass diese Krankheiten und Schmerzen verursachen. Warum geht es da?

Du kannst dir Blockaden im Qi-System vorstellen als Geröll, das sich in einem Fluss angesammelt hat. Dadurch staut sich das Wasser. In der TCM sprechen wir hier von Fülle. Das gestaute Wasser wird mit der Zeit trüb, schmutzig und beginnt zu stinken. Auf der anderen Seite des Gerölls entsteht Leere, der Boden wird nicht mehr mit frischem, sauberem Wasser versorgt und trocknet mehr und mehr aus. Was bedeutet das auf den Menschen bezogen?

Durch Blockaden entstehen Fülle- und Leere-Zustände. Diese sieht die TCM als den Ursprung für Schmerzen und physische sowie psychische Krankheiten. Zurück zum Geröll: Nun könnte man das Wasser auf der einen Seite abschöpfen und auf der anderen wieder eingießen, oder? Ja, kurzfristig kann das tatsächlich helfen. Oder aber man nimmt sich die Zeit, um die Steine und den Müll, der sich zwischen ihnen verfangen hat, zur Seite zu schaffen, sodass das Wasser wieder fließen kann. Die Pflanzen gedeihen, die Blumen sprießen, Obst und Gemüse können wachsen.

So ähnlich stellt man sich in der TCM die Energieversorgung des Körpers vor: Die Energie, das Qi, wird durch Leitbahnen, Meridiane genannt, im ganzen Körper verteilt. Kann Qi frei in den Meridianen fließen, bist du gesund und voller Energie. Gibt es Blockaden im Qi-Fluss, kann das laut TCM dazu führen, dass du dich unwohl, erschöpft und gestresst fühlst, ja sogar, dass du krank wirst oder unter Schmerzen leidest.

Im Westen sind die Meridiane vor allem über die Akupunktur bekannt. Hierbei werden spezielle Punkte, die Akupunkturur-Punkte, mit feinen Nadeln gestochen, mit dem Ziel, den Qi-Fluss in den Meridianen anzuregen.

Wir können uns Qigong wie Akupunktur ohne Nadeln vorstellen: Wir lösen Blockaden in den Meridianen, sodass Qi wieder frei fließen kann und so der ganze Körper mit frischer Lebensenergie versorgt wird. Aus TCM-Sicht ist das die Grundlage dafür, dass wir gesund, energiegeladen und kraftvoll sind.

> ❯ Durch Blockaden entstehen Fülle- und Leere-Zustände. Diese sieht die TCM als Ausgangspunkt für physische und psychische Krankheiten und Schmerzen.

Vorbeugen statt nachhelfen

Oft wird erzählt, dass im alten China ein Arzt nur bezahlt wurde, solange die Gemeinschaft, für die er verantwortlich war, gesund war. Ob das eine schöne Legende ist oder der Wahrheit entspricht, darüber wird heute gestritten. Aber die Geschichte verdeutlicht das Prinzip der TCM und des Qigong: Vorbeugen statt heilen. Die TCM empfiehlt, dass du bereits in Zeiten der Gesundheit darauf achtest, dich gesund und fit zu halten und nicht erst wenn die Krankheit voll ausgereift ist. Wenn du etwa Burnout-Prophylaxe-Qigong (siehe ▶ Kap. 12) täglich übst, auch wenn du dich ohnehin entspannt und gesund fühlst, nährst du laut TCM dein Qi und beugst so Stress und Burnout vor.

Nie wieder krank?

So sehr ich es mir wünsche, ich kann dir leider nicht freudestrahlend verkünden, dass du dank Qigong nie wieder gestresst sein oder dich ärgern wirst. Menschen, die Qigong üben, werden trotzdem mal krank, erschöpft oder unausgeglichen – genauso wie Menschen, die Yoga machen oder auf andere Weise auf ihre Gesundheit und Wohlbefinden achten.

Aber seit ich Qigong übe, werde ich schneller wieder gesund und reagiere gelassener auf Stress als früher: Ich entdecke auch in herausfordernden Zeiten wieder die kostbaren Momente und bin dadurch liebevoller meinen Mitmenschen, mir und meinem Körper gegenüber. Ähnliches bestätigen mir meine Qigong-Schülerinnen und -Kolleginnen.

> **Wissensbox**
> Qi ist ein zentraler Begriff der chinesischen Philosophie und Medizin: Es wird verstanden als Kraft, die alles durchströmt. Verdichtet gilt es als Grundsubstanz des menschlichen Körpers und allen Lebens. Es entspricht im europäischen Raum der Vorstellung von Lebensenergie. Durch Ernährung, Kräuter, Bewegung, Schlaf, Entspannung, also durch deinen Lebensstil, beeinflusst du täglich dein Qi. Laut TCM fließt Qi in Energieleitbahnen, auch Meridiane genannt. Auf diesen befinden sich Akupressur-Punkte; du kannst sie dir vorstellen wie Tore zu den tieferliegenden Energieleitbahnen. Über die Akupressur-Punkte können wir die Meridiane beeinflussen – etwa durch Qigong, Tuina (Massage), Akupressur, Akupunktur und Moxibustion, das ist die Behandlung der Akupunktur-Punkte durch glühendes Moxe-Kraut. All diese Techniken haben ein Ziel: Das Qi zu pflegen. Denn wenn dein Qi frei fließt, bist du laut TCM gesund, glücklich und energiegeladen.

Du möchtest mehr über Qigong, TCM, chinesische Philosophie oder Burnout erfahren? Im Folgenden findest du interessante Bücher zum Vertiefen.

Weiterführende Literatur

Bauer W (2018) Geschichte der chinesischen Philosophie. C.H. Beck, München
Beresford-Cooke C (2013) Shiatsu – Grundlagen und Praxis. Elsevier/Urban & Fischer, München
Bödicker FM (2005) Schätze der chinesischen Kultur – Band 1: Philosophisches Lesebuch zum Tai Chi Chuan. Bödicker, Düsseldorf
Burisch M (2010) Das Burnout-Syndrom – Theorie der inneren Erschöpfung. Springer, Berlin/Heidelberg
Chen C (2006) Das I Ging der Antworten – Das älteste Orakel der Welt neu interpretiert. Ullstein, Berlin/Frankfurt am Main
Chen J (2009) Yiquan – der Weg zur Gesundheit: So trainieren Sie Körper und Geist. Verlagshaus der Ärzte, Wien
Chen J (2020) Medizinisches Qigong – Der Weg zur Gesundheit. Verlagshaus der Ärzte, Wien
Chen J, Gusetti A, Seiringer W (2008) Therapeutisches Qi Gong – Die Kunst der Arbeit mit Qi: Qi Gong als therapeutische Begleitung. Bacopa, Schiedlberg

1

Clark A (2003) Geheime Künste Qigong. TASCHEN GmbH, Köln

Cohen K (2019) Qigong: Grundlagen, Methoden, Anwendung. Nikol Verlagsges.mbH, Hamburg

Conelly DM (2002) Traditionelle Akupunktur – Das Gesetz der fünf Elemente. Bruno Endrich, Heidelberg

Eckert A (2010) Das Tao der Akupressur und Akupunktur – Die Psychosomatik der Punkte. Haug, Stuttgart

Eckert A (2012) Das heilende Tao – Die Lehre der fünf Elemente: Basiswissen für Shiatsu und Akupunktur, Qi Gong, Tai Ji und Feng Shui. Müller & Steinicke, München

Egger R, Zwick H, Shi YC, Knoll S (2007) Mehr Energie durch Shaolin-Qi Gong – Die Übungen der Mönche für Stressabbau und Leistungssteigerung. Springer, Berlin/Heidelberg/New York

Ewald H (1979) Akupunktur und Akupressur für jeden. Kaiser, Klagenfurt

Fischwenger A, Flucher R, Maichin-Puck R, Ranz F (2019) Die Acht Brokatübungen – Qigong für Gesundheit, Kraft und Wohlbefinden. Books on Demand, Norderstedt

Gusetti A (2012) Die Kunst des Qi Gong und Tai Chi – Alte Wege neu beschreiten. Bacopa, Schiedlberg

Gusetti A (2016) Therapeutisches Qi Gong – Die Kunst der Arbeit mit Qi: Qi Gong im Kontext chinesischer Medizin und Energetik. Bacopa, Schiedlberg

Hammer L (2000) Psychologie & chinesische Medizin. Joy, Oy-Mittelberg

Hedderich I (2012) Burnout – Ursachen, Formen, Auswege. C.H. Beck, München

Hinterthür P (2008) Qigong nach den Fünf Elementen. Gräfe Und Unzer, München

Hinterthür P (2010) Lotusblüten Qigong – Das Geheimnis der Lotusblüte: Der Qigong-Weg der Frau. Windpferd Verlagsgesellschaft mbH, Oberstdorf

Kaptchuk TJ (2010) Das große Buch der chinesischen Medizin: Die Medizin von Yin und Yang in Theorie und Praxis. Knaur-Taschenbuch, München

Kubiena G, Zhang XP (2008) Taiji Quan – Die Vollendung der Bewegung: 24 Übungen der Peking-Schule, Yang-Stil. Maudrich, Bern/München/Wien

Kubiena G, Zhang XP (2009) Duft-Qigong – Ein einfacher Weg zu innerer Harmonie. Maudrich, Bern/München/Wien

Kubny M (2002) Qi – Lebenskraftkonzepte in China: Definition, Theorie und Grundlagen. Haug, Stuttgart

Lin Y (2004) Weisheit des Lächelnden Lebens. Insel, Frankfurt/Leipzig

Linck G (2018) Yin und Yang – Die Suche nach Ganzheit im chinesischen Denken. Herder GmbH, Freiburg im Breisgau

Liu Q (2010) Qi-Gong – Der chinesische Weg für ein gesundes, langes Leben. Südwest, Marbach am Neckar

Lorenzen U, Noll A (1998) Die Wandlungsphasen der traditionellen chinesischen Medizin – Band 4: Die Wandlungsphase Feuer. Müller & Steinicke, München

Lorenzen U, Noll A (2000) Die Wandlungsphasen der traditionellen chinesischen Medizin – Band 5: Die Wandlungsphase Wasser. Müller & Steinicke, München

Lorenzen U, Noll A (2010) Die Wandlungsphasen der traditionellen chinesischen Medizin – Band 1: Die Wandlungsphase Holz. Müller & Steinicke, München

Lorenzen U, Noll A (2012) Die Wandlungsphasen der traditionellen chinesischen Medizin – Band 3: Die Wandlungsphase Erde. Müller & Steinicke, München

Lorenzen U, Noll A, Rochat de la Vallée E (2007) Die Wandlungsphasen der traditionellen chinesischen Medizin – Band 2: Die Wandlungsphase Metall. Müller & Steinicke, München

Maciocia G (2012) Die Grundlagen der Chinesischen Medizin. Elsevier. Urban & Fischer, München

Mandl M (2011) Ich Yin, du Yang: Der Dolmetscher für das Beziehungschinesisch. Bacopa, Schiedlberg

Mertens W, Oberlack H (2015) Qigong. Gräfe Und Unzer, München

Minar CP (2009) Der Weg des Meisters – Das Geheimnis des Qigong und der Traditionellen Chinesischen Medizin: „Die Kunst, das Leben mit einem Lächeln zu meistern". Südwest, München

Ni M (2011) Der Gelbe Kaiser – Das Grundlagenwerk der Traditionellen Chinesischen Medizin. Knaur MensSana TB, München

Nichterl C (2012) Die neue 5-Elemente-Küche – Rezepte für Gesundheit und Wohlbefinden: Fernöstliches Wissen – heimische Zutaten. Cadmos GmbH, München

Olvedi U (2009) Das stille Qigong nach Meister Zhi-Chang Li – Visualisierung und Harmonisierung der Lebenskräfte. S. Fischer, Frankfurt am Main

Oster Y (2013) Dao Shi – Qigong im Wechsel der Jahreszeiten: Die Übungen des Chen Tuan. Books on Demand, Norderstedt

Oster Y (2021) Seidenfaden Qigong – Entwicklung der Lebenskraft. Books on Demand, Norderstedt

Ploberger F (2006) Psychologische Aspekte in der Traditionellen Chinesischen Medizin. Bacopa, Schiedlberg

Ploberger F (2016) Die Grundlagen der Traditionellen Chinesischen Medizin. Bacopa, Schiedlberg

Redl F (2010) Die Welt der Fünf Elemente – Anwendungsbereiche in Theorie und Praxis. Bacopa, Schiedlberg

Schaufeli W, Enzmann D (2020) The Burnout companion to study and practice – a critical analysis. CRC Press, Boca Raton

Unschuld P (1997) Chinesische Medizin. C.H, Beck/München

Urach H (2008) Keep burning – BURNING: Burnout-Prophylaxe und -Therapie durch Shaolin-Qi Gong. Grin, München

Zheng B (2010) Authentisches Qigong in der chinesischen Tradition – Basiswissen für chinesische Heilkunst: Ein Weg zu Gesundheit und innerem Frieden. Schirner, Darmstadt

Ziegelbauer K (2019) TCM Praxis: Traditionelle Chinesische Medizin – Einfache Anwendungen in der Ernährung. Books on Demand, Norderstedt

Ziegelbauer K (2020) Mit Yin und Yang im Wechsel – TCM-Ernährung und Rezepte für die Frau ab 40. Kneipp, Wien

Ruhe und Kraft im Alltag finden: Yin und Yang als Burnout-Prophylaxe

Inhaltsverzeichnis

© Springer-Verlag GmbH Deutschland, ein Teil von Springer Nature 2022
A. Cooper, *Erschöpfung und Burnout vorbeugen – mit Qigong und TCM*, https://doi.org/10.1007/978-3-662-63479-0_2

Sind Yin und Yang in Harmonie, gehst du gelassen mit Stress um: Du bist entspannt, kannst dich behaupten und sorgst gut für dich. Sind Yin und Yang allerdings gestört, fühlst du dich gestresst und erschöpft. Burnout ist aus TCM-Sicht mit einem Ungleichgewicht von Yin und Yang verbunden. Wenn du dich in die Yin-Yang-Philosophie vertiefst, entdeckst du eine Schatzkiste voller hilfreicher Prinzipien, die du in deinem privaten und beruflichen Leben anwenden kannst. So entspannst du, tankst frische Energie und entziehst damit womöglich einem Burnout schon im Vorfeld die Nahrung. Aber was genau bedeutet Yin und Yang eigentlich (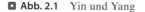 Abb. 2.1)?

Die Yin-Yang-Theorie ist im Westen wahrscheinlich die bekannteste der chinesischen Philosophie. Manchmal habe ich den Eindruck, keine Seife ließe sich mehr verkaufen, wenn sie nicht von einem Yin-Yang-Symbol geziert wird. Meist wird bei uns vereinfachend vom weiblichen Yin- und männlichen Yang-Prinzip gesprochen. Tatsächlich geht es bei diesem Modell aber um viel mehr. Um die vielschichtigen Ideen dahinter zu verstehen, hilft es, wenn du dir die Schriftzeichen für Yin und Yang ansiehst (■ Abb. 2.2a, b).

Etwas verkürzt ausgedrückt: Auf den Schriftzeichen für Yin und Yang befindet sich jeweils ein Berg, der in der Sonne beziehungsweise im Schatten steht. Die Schattenseite des Bergs symbolisiert Yin, die Sonnenseite Yang (■ Abb. 2.3).

■ **Abb. 2.1** Yin und Yang

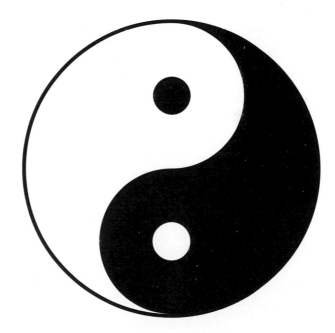

2

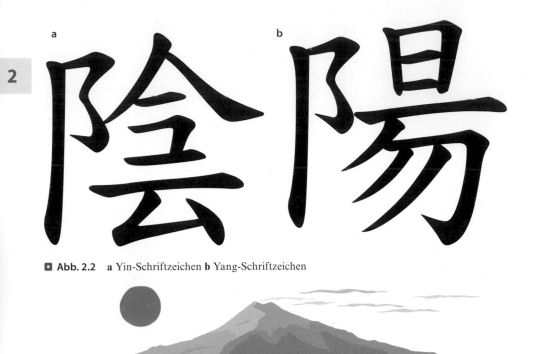

a   b

◨ **Abb. 2.2**   **a** Yin-Schriftzeichen **b** Yang-Schriftzeichen

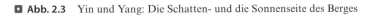

◨ **Abb. 2.3**   Yin und Yang: Die Schatten- und die Sonnenseite des Berges

Das Yin-Yang-Modell beruht auf Assoziationsketten. So kannst du alles, was du wahrnimmst, mit Yin oder Yang verbinden. Manche Zuordnungen sind recht eindeutig: Auf der Sonnenseite des Berges ist es heller als auf der Schattenseite. Somit wird Helligkeit dem Yang und Dunkelheit dem Yin zugeordnet. Wo die Sonne scheint, ist es heiß und trocken, im Schatten ist es kalt und feucht. Schon haben wir die erste Yin-Yang-Liste.

Yang: Sonnenseite der Berges	Yin: Schattenseite des Berges
Hell	Dunkel
Heiß	Kalt
Trocken	Feucht

Nun kannst du weiter assoziieren: Heiße – also *yangige* – Luft dehnt sich aus und steigt auf. Daher werden Vorgänge wie aufsteigen, sich ausdehnen und damit größer werden und wachsen dem Yang zugeordnet. Kalte – also *yinige* – Luft zieht sich zusammen und sinkt. Sich zusammenziehen, sinken, schrumpfen und kleiner werden sind daher Yin-Prozesse. Auch hier kannst du weiter assoziieren: Was sich zusammenzieht, wird dichter, fester und kompakter: Materie entspricht somit dem Yin. Was sich ausdehnt, hat weniger Dichte. Es wird feinstofflicher: Energie oder Qi, wie es in der TCM genannt wird, ist daher dem Yang zugeordnet. Daraus kannst du wiederum schließen, dass unser Geist mit dem Yang und unser Körper mit dem Yin assoziiert wird. Das spiegelt sich auch in unserer Umwelt: Der Himmel entspricht dem Yang, die Erde dem Yin. Schon hast du Stoff für eine weitere Yin-Yang-Liste gesammelt:

Yang: Sonnenseite der Berges	Yin: Schattenseite des Berges
Aufsteigen	Sinken
Wachsen	Schrumpfen
Groß	Klein
Ausdehnen	Zusammenziehen
Energie	Materie
Geist	Körper
Himmel	Erde

Aus der Metapher der Sonnen- und Schattenseite des Berges kannst du jede Menge weiterer Ideen schöpfen. So entspricht etwa die helle Seite dem Tag (Yang), die dunkle der Nacht (Yin). Der Tag gilt für die meisten Menschen als Zeit der Aktivität (Yang), die Nacht als die der Ruhe und Passivität (Yin). Aus der patriarchalen Sicht heraus wurde der Mann als aktiv und kämpfend gesehen, die Frau als ruhig und bewahrend und daher der Mann als Yang, die Frau als Yin-Pol empfunden. Natürlich entspricht das nicht der aktuellen Sicht der Geschlechter – und ganz sicher nicht meiner. Aber im Durchschnitt sind Männer größer als Frauen und werden daher auch heute noch mit dem Yang assoziiert, Frauen wiederum mit dem Yin – dass das aber nicht die einzig mögliche Zuordnung ist, darum geht es weiter unten. Vorerst jedenfalls ergibt sich folgende Liste:

Yang: Sonnenseite der Berges	Yin: Schattenseite des Berges
Tag	Nacht
Aktivität	Passivität/Ruhe
Kämpfen	Bewahren
Nach außen gehen	Nach innen gehen
Groß	Klein
Mann	Frau

2

Wenn du dich mit den Yin-Yang-Schriftzeichen beschäftigst, entdeckst du darin aber nicht nur die Yin-Yang-Zuordnungen, wie etwa heiß und kalt, sondern auch die Yin-Yang-Prinzipien. Diese sind die wahren Schätze der Yin-Yang-Philosophie. Denn wenn du die Yin-Yang-Prinzipien erforschst und deine Erkenntnisse im Alltag anwendest, entziehst du dem Stress den Boden unter den Füßen.

Prinzip: Yin und Yang sind gleich wertvoll

Was mich meine schlotternden Knie lehrten

Ich stehe hinter der Bühne und kann das Publikum atmen hören, oder nein, ist das mein eigener Atem? Ja, ich atme laut, meine Hände zittern, mein Bauch zieht sich zusammen, meine Knie vibrieren: Stress pur. Ich lächle: Wie schön, dass sich das Lampenfieber mit Schweiß an den Händen und Kribbeln im Magen ankündigt. Ich weiß, dass mir diese innere Aufregung die Energie, das Feuer und die Kraft gibt, die mein Publikum in jeder Drehung, jedem Sprung und vor allem in meinen Augen sehen möchte.

Bin ich heute unter Stress, erinnere ich mich an meine schlotternden Knie vor jeder Aufführung und damit an das Prinzip: Yin und Yang sind gleich wertvoll. Und schon empfinde ich den Stress mehr als positiven Stimulus denn als Belastung.

Schatten und Sonne sind gleich wertvoll

Das Prinzip *Yin und Yang sind gleich wertvoll* zeigt sich auch in der Metapher der Schatten- und Sonnenseite des Berges. Falls du jemals in der Wüste warst oder im Sommer in Rom, kannst du ein Lied davon singen: Der Schatten ist fürs Überleben genauso essenziell wie die Sonne. Anders gesagt: Yin und Yang sind gleichwertig. Wenn du dich daran orientierst, beurteilst du Stress vermutlich anders als zuvor. Denn meist sehen wir Stress automatisch als negativ. Zugegeben: Oft ist er das auch. Aber ein erheblicher Teil der negativen Wirkung hängt mit unserer *Bewertung* des Stresses zusammen. Wir können lernen, Stresssituationen als positive Herausforderungen zu sehen statt als Belastung, was einen großen Unterschied darauf macht, wie sich Stress auf die Gesundheit auswirkt. Wenn du Stress als Antrieb siehst, fühlst du dich nicht nur wohler, auch dein Hormonhaushalt harmonisiert sich und sogar deine Leistung steigert sich dadurch. Durch deine innere Einstellung und Bewertung kannst du Distress, also zerstörerischen Stress, in Eustress, also motivierenden Stress, umwandeln. Das Yin-Yang-Prinzip besagt: Wir brauchen An- und Entspannung in unserem Leben. Beide sind gleich wertvoll für unsere geistige, seelische und körperliche Gesundheit und Entwicklung. Dieser Gedanke allein macht es mir oft leichter, mit stressigen Phasen gelassener – ja spielerisch – umzugehen. Wie ist das bei dir?

Prinzip: Yin und Yang ergeben ein Ganzes

Wie eine durchzechte Nacht mein Yin und Yang harmonisierte

Schon nach meiner ersten Aufführung – noch im ersten Jahr meines Tanz-Studiums – sprachen mich Fremde aus dem Publikum darauf an, dass sie sich gefühlt hätten, als tanze ich nur für sie, als durchbohre sie mein direkter Blick. So glücklich ich einerseits darüber war, dass es mir gelang, meine Tanz-Leidenschaft auf der Bühne zu versprühen, so klar war mir anderseits: Es fehlte mir an Tanz-Technik. Das wollte ich ändern. Daher arbeitete ich fortan hart an mir, lebte diszipliniert und erlaubte mir keine Eskapaden mehr – mit beeindruckendem Ergebnis: Meine Tanzlehrerin bemängelte jede Drehung und jeden Sprung. Das Publikum ignorierte mich freundlich. Niemand sprach mich mehr an ob meiner Ausdruckskraft. Ich wurde mit jedem Tag unzufriedener, fühlte mich unzulänglich und fragte mich, ob ich womöglich völlig ungeeignet wäre für mein heiß geliebtes Tanz-Studium. Eines Tages überredete mich meine Freundin und Tanzkollegin, meine Disziplin für einen Abend aus dem Fenster zu werfen und mit ihr auszugehen. Und wie wir ausgingen! Wir tanzten zur Discomusik, bis die Sonne aufging und hüpften anschließend ohne Pause und – nun ja, leicht angeheitert – ins Training. In diesem Zustand war es uns egal, dass wir riskierten, für immer vom Tanzstudium, das jede Menge Disziplin verlangte, ausgeschlossen zu werden. Während ich kichernd die ersten Ballett-Übungen ausführte, sah ich aus den Augenwinkeln die Ausbildungsleiterin auf mich zusteuern. Das Lachen verging mir, als sie mich fixierte. Schließlich aber rief sie: „Wundervoll! Endlich hast du deinen Tanzfluss wiedergefunden, Angela".

Ab da erlaubte ich meiner Disziplin immer wieder mal eine Pause und genoss es umso mehr, zu üben, zu proben und auf der Bühne zu stehen. Und ja: Endlich konnte ich das Publikum wieder berühren.

Auch wenn das mein einziger Tanz-Unterricht unter Alkohol-Einfluss war und ich die Mach-die-Nächte-zum-Tag-Technik niemandem empfehlen würde, lernte ich damals, dass mich pausenlose Disziplin und Anstrengung nicht ans Ziel bringen. Denn auch hier gilt: Yin und Yang ergeben ein Ganzes.

Ich konnte mich damals künstlerisch und persönlich nicht mehr entwickeln, weil ich mich nur auf die Leistung konzentrierte (Yang) und damit einen Teil des Ganzen ausklammerte, nämlich die Entspannung (Yin). Erst als ich mir erlaubte, spielerisch und fokussiert zugleich zu sein, konnte ich mein Potenzial entfalten. Wie ist das bei dir? Was bedeutet das Prinzip „Yin und Yang ergeben ein Ganzes" für dich, dein Berufs- und Privatleben?

Sonnen- und Schattenseite des Berges ergeben ein Ganzes

Das Prinzip *Yin und Yang ergeben ein Ganzes* kannst du ebenfalls in der Metapher des Berges erkennen. Die Schatten- und die Sonnenseite des Berges ergeben ein Ganzes: den Berg. Auf den Stress bezogen: Anspannung und Entspannung gehören zusammen. Aus diesem Yin-Yang-Prinzip kannst du folgern: Gönne dir täg-

2

lich- Yin und Yang-Phasen, Zeiten der Ruhe und der Aktivität. Denn nur so ergibt sich ein harmonisches Ganzes. Wenn du dich zwischendurch entspannst, kannst du dein Potenzial genussvoll ausschöpfen. Wichtig ist aus TCM-Sicht, dass sich Stress und Entspannung harmonisch abwechseln. Dass du also nicht in einer Yang-Phase voller Arbeit und Stress stecken bleibst – oder umgekehrt in einer Yin-Phase ohne jede Spannung und Herausforderung.

Prinzip: In jedem Yin ist ein Yang enthalten und umgekehrt

Wie ich in die Ruhe eilte

Mit jedem Schritt gehe ich schneller, ein Blick auf die Uhr zeigt: Ich komme mindestens 15 Minuten zu spät zur wichtigen Besprechung. Da fällt mir eine Übung ein, die ich in einem Qigong-Seminar gelernt habe: Schnell gehen, dabei innerlich ruhig werden. Mit jedem Schritt gehe ich schneller, nehme dabei bewusst meinen Atem wahr, lenke die Aufmerksamkeit auf meinen Unterbauch und werde dabei innerlich ruhiger – und äußerlich schneller. Als ich beim Termin ankomme, bin ich nur zwei Minuten zu spät, so schnell war ich unterwegs. Niemand scheint meine Unpünktlichkeit zu bemerken, es wird noch übers Wetter geplaudert. Ich fühle mich ruhig und habe mit dieser Übung bereits meine Meditation und den Frühsport erledigt – und das gleichzeitig! Ich habe für mich die Ruhe im Eilen entdeckt – das Yin im Yang und damit das Prinzip „In jedem Yin ist ein Yang enthalten und umgekehrt".

Auch auf der Sonnenseite gibt es Schatten

In jedem Yin ist ein Yang enthalten und umgekehrt. Dieses Prinzip gilt auch für die Metapher des Berges: Auch auf der Sonnenseite des Berges gibt es Schatten und auf der Schattenseite Licht. Auf Yin und Yang bezogen gilt daher: Selbst in den stressigsten Zeiten (Yang) kannst du Augenblicke der Entspannung (Yin) entdecken und sei es nur der Gang zur Toilette. Wenn du diese Entspannungsmomente, egal wie kurz sie sein mögen, bewusst genießt, kann das den Druck aus Stress-Phasen nehmen.

Im Geburts-Vorbereitungskurs lernte ich, die Faust fest anzuspannen und dabei ansonsten ruhig, locker und entspannt zu bleiben. Wir lernten also, in einem Yang-Zustand der Anspannung, die Yin-Qualität zu entdecken und dadurch zu entspannen. Das fand ich nicht nur für die Geburt eine hilfreiche Übung.

Üblicherweise lenken wir unsere Aufmerksamkeit automatisch auf unsere Baustellen, seien es Schmerzen, Verspannungen oder negative Gedanken. Sie nehmen uns gefangen. Das hat einen guten Grund. In früheren Epochen der Menschheitsgeschichte war es fürs Überleben notwendig, Gefahren sofort zu erkennen. Man musste auf der Hut sein vor dem Raubtier, das hinter dem Baum lauerte. Den Fokus nur auf das zu legen, was ohnehin gut läuft, konnte das Leben kosten.

Nun hat sich inzwischen unsere Umwelt dramatisch verändert, die Menschheit konnte damit aber kaum Schritt halten. So überprüft unser Hirn auch heute noch ständig, wo es akute Bedrohungen gibt, um uns davor zu schützen und so zu sichern, dass wir überleben. Um bestens vorbereitet zu sein, prägt es sich negative Situationen besonders gut ein. Für den Steinzeitmenschen war es schließlich überlebenswichtig, sich zu merken, dass man riesige, fremde Raubkatzen besser nicht streichelt, auch wenn ihr Fell noch so weich und kuschelig aussehen mag. *Schnell weg,* das war die Devise.

Fünfmal so stark prägen sich deshalb negative Erfahrungen ein als positive. Auch heute gibt es Gefahren, die unser Leben bedrohen, aber mit Weglaufen ist uns dabei selten geholfen. Und sehr oft stressen uns nicht die großen Gefahren, sondern sich häufende Kleinigkeiten im Alltag: der kaputte Drucker, zu eng gesetzte Deadlines oder Computerviren begegnen uns öfter als wilde Raubkatzen; der dringende Wunsch unseres Gehirns, uns vor diesen zu schützen, schadet uns daher meist mehr als er uns hilft.

So verkrampft sich schnell der Magen, wenn 2753 ungelesene Mails aufblinken, so als wäre es überlebenswichtig, alle sofort zu beantworten – und es wird schwierig, den Computer zuzuklappen und die Sonnenstrahlen im Gesicht zu genießen.

Das Schöne aber ist: Du kannst dein Hirn trainieren, die Aufmerksamkeit vermehrt auf die süßen Seiten des Lebens zu lenken. Etwa indem du jeden Abend aufschreibst, wofür du dankbar bist. Oder indem du auch in stressigen Situationen die Aufmerksamkeit auf die Momente der Entspannung legst und dich zwischendurch immer wieder fragst: Wo sind die Augenblicke der Ruhe und des Genusses – auch im Stress? Wie kann ich diese Momente auskosten? Wie kann ich innerlich ruhig bleiben, auch wenn ich äußerlich schnell agiere? Wie kann ich in der Anspannung entspannen?

Prinzip: Yin und Yang ergänzen einander

Wie ich meine Ferien beinahe im Yin ertränkte

Ich liege im Bett, heute wieder ein paar Minuten länger als gestern. Ich habe mir für diesen Urlaub vorgenommen, zu ruhen, anschließend zu ruhen und dann nochmal zu ruhen. Ich habe so viele Seminare gehalten die letzten Monate! Ich wünsche mir, nichts anders zu tun, als aus dem Fenster zu schauen und Tee zu trinken – nicht schreiben, nicht laufen, nicht telefonieren, nicht sporteln und vor allem bitte: keine Disziplin!

Aber irgendwie schmeckt das Nichtstun am dritten Urlaubstag mehr schal als süß. Ich beschließe meinen Vorsatz zu brechen und eine Runde laufen zu gehen. Danach fühle ich mich so energiegeladen, dass ich ein weiteres meiner Ferien-Gesetze ignoriere und ein paar Zeilen an meinem Buch schreibe. Anschließend werfe ich mich in die Hängematte und siehe da – hier ist es ja: das süße, genussvolle Nichtstun! Ich beobachte, wie die Wolken sich in Löwen und Engel verwandeln und bin zufrieden. Jetzt erst genieße ich in vollen Zügen, nichts tun zu müssen. Nachdem ich zuvor aktiv war und so das Yang ausleben konnte, tauche ich jetzt ins Yin, wie in ein warmes Schaumbad. Ich entscheide mich: Im nächsten Stressmoment werde ich mich an das Prinzip „Yin und Yang ergänzen einander" erinnern, den Stress als Sprungbrett sehen und umso tiefer in mein nächstes Entspannungs-Bad tauchen.

Sonne und Schatten ergänzen einander

Das Prinzip *Yin und Yang ergänzen einander* zeigt sich in der Metapher des Berges: Obwohl die helle und die dunkle Seite des Berges wie Gegensätze wirken, ergänzen sie einander. Ohne Licht gäbe es keinen Schatten. Auf Burnout bezogen bedeutet das: Entspannung und Anspannung ergänzen einander wie Yin und Yang. Wenn es dir gelingt, stressige Zeiten als Yang-Phasen zu sehen, die dich lehren, das Yin noch intensiver auszukosten, kannst du sie vielleicht innerlich anders bewerten und somit auch gelassener durchleben.

Prinzip: Yin und Yang sind relativ

Wie mich Maus und Elefant die Yin-Yang-Relativität lehrten

All die erwähnten Yin-Yang-Prinzipien verbindet eine Aussage: Yin und Yang sind relativ. Es gilt das *Sowohl-als-auch-* statt *Entweder-oder-Prinzip*. Als ich die Yin-Yang-Theorie kennenlernte, fragte ich mich, wie es um die Maus bestellt sei. Ist sie Yin? Ist sie Yang? Wie würdest du diese Frage beantworten (◻ Abb. 2.4)? Offensichtlich brauchst du ein Bezugssystem, um diese Fragen zu beantworten. Vergleichen wir die Maus also mit einem Elefanten. Bevor du jetzt weiterliest, nimm dir bitte einen Moment Zeit, um für dich zu beantworten, ob die Maus im Vergleich zum Elefanten Yin oder Yang ist. Vielleicht antwortest du, die Maus wäre Yin, da sie kleiner ist als der Elefant. Die Antwort ist richtig! Die Maus ist also Yin. Vergleichen wir sie nun

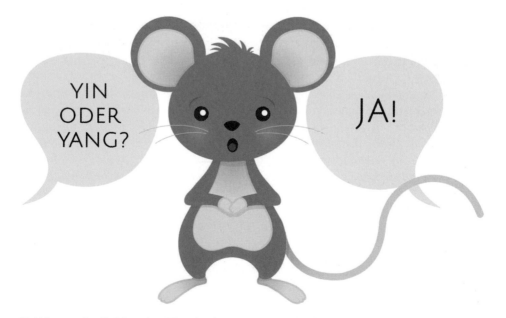

◻ **Abb. 2.4**   Ist die Maus dem Yin oder dem Yang zugeordnet?

aber mit einem Floh. Die Maus ist eindeutig größer als jeder Floh, den ich je entdecken konnte – und ich bin in einem Haus mit großem Garten aufgewachsen, in dem wildlebende Katzen voller Flöhe streunten. Was bedeutet das? Ist die Maus nun dem Yin oder Yang zugeordnet? Die Antwort lautet: *Sowohl als auch!*

Sowohl-als-auch statt *Entweder-oder*! Diese scheinbar banale Erkenntnis ist wichtig. Denn je mehr du dich in die TCM vertiefst, desto mehr wirst du entdecken, dass die Zusammenhänge von Yin und Yang immer komplexer werden – manchmal sogar verwirrend. Ich habe bereits vielen Expertinnen und Experten zugehört, wie sie erbittert diskutierten, ob der Kreis dem Yin oder dem Yang zugeordnet werden müsse. Da wird logisch argumentiert, Schlüsse werden gezogen und ein wilder Kampf der Argumente beginnt.

Meiner Meinung nach geht das an den Grundlagen des Yin-Yang-Prinzips vorbei. Yin und Yang sind relativ. Nichts kann absolut dem Yin oder dem Yang zugeordnet werden. Wir können Yin und Yang nur im Zusammenhang verstehen.

Alle Yin-Yang-Listen sind nichts weiter als Krücken – auch die, die ich dir oben säuberlich aufgeschrieben habe. Das Schöne daran: Diese Krücken helfen uns, die ersten Schritte durch die Yin-Yang-Landschaft zu wagen und so ein Gefühl für ihre Qualitäten zu gewinnen, sodass wir bald sicher und gelassen durch die Yin-Yang-Welt wandern.

Die Listen verlocken uns aber gleichzeitig dazu, zu glauben, wir bräuchten nur Yin-Yang-Tabellen auswendig zu lernen, um das Yin-Yang-Konzept zu verstehen. Das kann wiederum dazu verleiten, das Modell als die absolute Wahrheit zu betrachten. Das wäre allerdings so, als würden wir die Landkarte mit der Landschaft verwechseln (◘ Abb. 2.5).

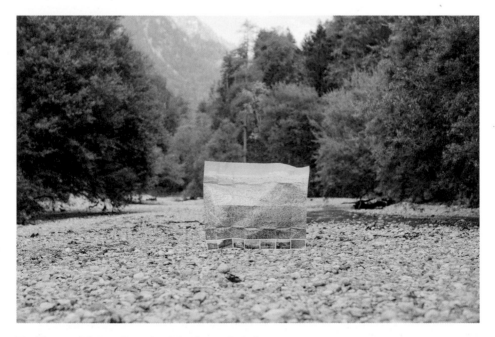

◘ **Abb. 2.5**   Die Landkarte ist nicht die Landschaft

Elefant und Maus, Sonnen- und Schatten-Seite des Berges: Alles ist relativ

2

„Wie war das nochmal mit der Maus? Immerhin ist sie im Vergleich zum Elefanten Yin. Das ist also sehr wohl eine eindeutige Erkenntnis!", seufzt Alex, ein Teilnehmer meiner Qigong-Ausbildung. Was meinst du? Ist sie das?

Vielleicht hast du schon längst den Kopf geschüttelt, weil eine Maus viel flinker, beweglicher und aktiver wirkt als ein Elefant. Müsste sie nicht dem Yang zugeordnet werden? Ja, du hast Recht, die Maus ist im Vergleich zum Elefanten Yang.

Wie bitte, hieß es nicht gerade Maus-Yin versus Elefant-Yang? Die Lösung: Wieder sind wir beim *Sowohl-als-auch-Prinzip* angekommen. Es ist nicht möglich, eine Maus eindeutig dem Yin oder dem Yang zuzuordnen. Allein gesehen, verkörpert die Maus eine harmonische Yin-Yang-Einheit. Nur im Vergleich mit anderen – sei es ein Elefant, ein Floh oder eine Katze – können wir sie dem Yin oder Yang zuordnen.

Und selbst im direkten Vergleich, etwa mit einem Elefanten, gibt es unterschiedliche Schlussfolgerungen, je nachdem welche Qualität wir betrachten, etwa ihre Schnelligkeit oder ihre Größe, vielleicht aber auch ihre Farbe oder ihre Lebensdauer.

Das entspricht der Yin-Yang-Philosophie von *Sowohl-als-auch* statt *Entweder-oder*. So kann auch die Sonnenseite des Berges – also die klassische Yang-Seite – als Yin betrachtet werden, etwa wenn hier gerade alle Tiere genussvoll in der Sonne ruhen, während womöglich auf der Schattenseite die Tiere aufgeregt vor der Kälte flüchten.

Aber wie sieht es aus, wenn es nicht um die Maus oder den Berg, sondern um den Menschen geht? Darum geht es im nächsten Abschnitt.

Yin und Yang beim Menschen

Das *Sowohl-als-auch-* statt *Entweder-oder-Prinzip* gilt auch für den Menschen. Unabhängig vom Geschlecht verbindet jeder Mensch sowohl Yin als auch Yang in sich: ist etwa einmal ruhig, ein andermal aktiv. Erst im Vergleich mit einer anderen Person verkörpert er den Yang- oder den Yin-Pol.

So wird der Mann traditionell dem Yang, die Frau dem Yin zugeordnet. Aber auch das ist relativ. So ist Tom größer als Sarah und damit dem Yang zugeordnet, Sarah hingegen dem Yin. Sarah arbeitet als freie Journalistin, bereist die ganze Welt und in ihrer Freizeit spielt sie Volleyball, während Tom Buchhalter ist und als Hobby Briefmarken sammelt. Was die Aktivität angeht, verkörpert Sarah daher Yang und Tom Yin. Denn extrovertierte Personen gelten als Yang-, introvertierte als Yin-Typen.

Auch hier gilt also: Absolute Aussagen sind in der Yin-Yang-Theorie nicht sinnvoll. Niemand ist *nur* ein Yang-Typ: Jeder Mensch verkörpert Yin und Yang, entsprechend den Yin-Yang-Prinzipien, wie oben beschrieben. Wir können Yin und Yang nur in Relation zueinander sehen. Natürlich spreche ich im Unterricht und auch in diesem Buch der Einfachheit halber vom Yang-Typ, ohne jedes Mal den ergänzenden Pol, den Yin-Typ, zu erwähnen. Aber um sich in der Yin-Yang-Landschaft zurecht zu finden, braucht es manchmal eine bewusste Vereinfachung. Dagegen ist nichts einzuwenden, solange es sowohl meinem Gegenüber als auch mir klar ist, dass wir hier aus gutem Grund etwas ausklammern: So lässt es sich flüssiger, klarer und verständlicher sprechen. Mit diesem Wissen ausgerüstet können wir uns also guten Gewissens mit den Yin- und Yang-Typen beschäftigen. Welche unterschiedlichen Yin- und Yang-Typen es gibt und wie du erkennst, zu welchen du zählst, erfährst du in den nächsten Abschnitten.

Yang-Typ in Harmonie: energiegeladen

Bist du ein Yang-Typ in Harmonie fühlst du dich meist stark, kraftvoll und bist aktiv. Du liebst es zu führen, kräftig anzupacken, dich und andere zu motivieren und zu begeistern. Du setzt dir Ziele, gehst mit Leidenschaft deinen Weg und unterstützt andere auf ihrem. Du förderst andere und forderst dich selbst gerne heraus. Probleme stacheln dich zu Höchstleistungen an.

Yang-Typ im Ungleichgewicht: überbordend

Bist du ein Yang-Typ im Ungleichgewicht, wirst du schnell nervös, unruhig, getrieben und hyperaktiv. Du bist ehrgeizig und hast das Gefühl, alles bestens erledigen zu müssen – und das am liebsten gleichzeitig und auf der Stelle. Du fühlst dich unersetzbar und befürchtest, niemand könne die Aufgabe so erledigen wie du. So musst du alles selbst machen, kannst kaum delegieren. Du fällst leicht in einen Arbeitsrausch, erlaubst dir kaum Pausen und arbeitest oft bis spät in die Nacht. Möglicherweise überrumpelst du mit deiner Arbeitswut andere und auch dich selbst. So kann es vorkommen, dass deine Mitmenschen dich als dominant, laut oder aufgeregt empfinden. Solltest du dich in dieser Beschreibung wiederfinden, bist du aus TCM-Sicht ein Yang-Typ im Ungleichgewicht und damit von Burnout gefährdet – oder bereits mittendrin.

Yin-Typ in Harmonie: ruhig

Bist du ein Yin-Typ in Harmonie, bleibst du meist ruhig, besonnen und zentriert. Du kannst dich zwar anpassen und führen lassen, bleibst dir dabei aber immer treu. Du erledigst eine Sache nach der anderen, Schritt für Schritt und gönnst dir zwischendurch Pausen. Du kannst dich in eine Aufgabe mit so viel Ruhe vertiefen, dass du sie wie eine Meditation empfindest. Du wirkst wie ein Ruhepol und wenn jemand im Büro vom *Fels in der Brandung* spricht, wissen alle wer gemeint ist: du! Erkennst du dich in dieser Beschreibung? Dann bist du laut der Yin-Yang-Philosophie ein Yin-Typ in Harmonie und hast somit gute Voraussetzungen, entspannt mit Stress umzugehen.

2

Yin-Typ im Ungleichgewicht: antriebslos

Bist du ein Yin-Typ im Ungleichgewicht, fühlst du dich antriebslos, müde und erschöpft. Oft fehlt dir Motivation, Freude und Willenskraft. Es fällt dir schwer, dich durchzusetzen, dich zu behaupten und deine Meinung auszusprechen. Du lässt dich womöglich sogar herumkommandieren. Möglicherweise hast du die Kraft nicht mehr, dich zu widersetzen und dich für dich selbst oder deine Mitmenschen einzusetzen. Falls du dich in dieser Beschreibung erkennst, bist du laut der Yin-Yang-Philosophie ein Yin-Typ im Ungleichgewicht und womöglich Burnout-gefährdet.

Yin und Yang im Wechsel schenkt Gesundheit

Yin-Yang-Harmonie im Beruf führt zu Zufriedenheit

Ein gesunder Wechsel von Yin und Yang – von Entspannung und Aktivität – ist aus TCM-Sicht eine gute Voraussetzung für geistige, seelische und körperliche Gesundheit. Wenn in deinem Leben jeder Phase der Leistung (Yang) eine gleichwertige Phase der Ruhe (Yin) folgt, bist du weniger anfällig für Burnout. So gilt für den Beruf: Menschen arbeiten meist gerne und sind zufriedener, wenn ihnen ihr Job einen harmonischen Wechsel von Yin- und Yang-Aufgaben bietet: wenn sie regelmäßig wechseln zwischen Herausforderung (Yang) und Routine (Yin), zwischen aktiven und ruhigen Aufgaben oder wenn sie einmal führen (Yang) und ein anderes Mal sich führen lassen (Yin). All das sind gute Voraussetzungen dafür, dass ein Burnout womöglich gar nicht erst auftritt. Wer aber beruflich ständig unter Druck steht, oder aber im Gegenteil in der Arbeit immer unterfordert ist, rutscht leichter in ein Burnout oder Boreout.

Tom muss durcharbeiten: Zu viel Yang im Beruf führt zu Erschöpfung

Tom hat Nachtdienst. Er ist Krankenpfleger. Kaum schließt er die Tür eines Zimmers, klingelt es aus dem nächsten. Seit Wochen schon schläft er schlecht. Alles wird ihm zu viel. Er ist unruhig, nervös und erschöpft. Sein Yin ist geschwächt. Ein Zuviel an Yang-Aktivitäten braucht das Yin auf und führt oft geradewegs zu einem Burnout.

Maria ist unterfordert: Zu viel Yin im Beruf führt zu Langeweile

Maria versteckt den Wecker unter den Polstern und zieht sich die Decke über den Kopf. Sie mag nicht aufstehen. Vor ihrem inneren Auge sieht sie den Tag, der sie erwartet, vor sich: Das beige Arbeitszimmer, der wortkarge Kollege, der vor sich hinstarrt! Die Mappen ein wenig anders anordnen, aus dem Fenster auf die graue, bröckelnde Rückwand des Hauses gegenüber schauen, hoffen, dass endlich jemand anruft: Jeden Tag das Gleiche! Sie fühlt sich erschöpft, noch bevor sie aufgestanden ist.

Auch ein Übermaß an Yin-Aktivitäten führt zu Unzufriedenheit. Wenn kein Platz ist für Yang-Aufgaben, für belebende Herausforderungen, für Aufregendes und Neues, sind Mitarbeitende unterfordert, sie langweilen sich, fühlen sich ausgelaugt und unmotiviert. Ein Übermaß an Yin-Aufgaben führt oft zum Boreout, das ähnliche negative Symptome wie das Burnout aufzeigt.

Fallbeispiele aus meiner Qigong-Akademie

Markus, Webdesigner, kam zu mir, da er unter Rückenschmerzen litt. Er arbeitete an einem wichtigen Projekt und saß oft bis zwei Uhr in der Früh am Computer. Von dort wechselte er direkt ins Bett und schlief traumlos „wie ein Stein". Am nächsten Morgen fühlte er sich allerdings nicht frisch, sondern ausgelaugt und müde. Er meinte, sein Schlaf gleiche einer Ohnmacht und schenke ihm keine Erholung.

Aus TCM-Sicht waren Yin und Yang völlig aus der Balance geraten. Statt einer sanften Yin-Yang-Welle (◘ Abb. 2.6a) können wir uns hier eine Zick-Zack-Linie vorstellen, die steil aufsteigt (Yang) und abrupt abfällt (Yin) (◘ Abb. 2.6b). So ein Yin-Yang-Ungleichgewicht stresst Körper, Seele und Geist, gefährdet die Gesundheit und führt oft zu Burnout.

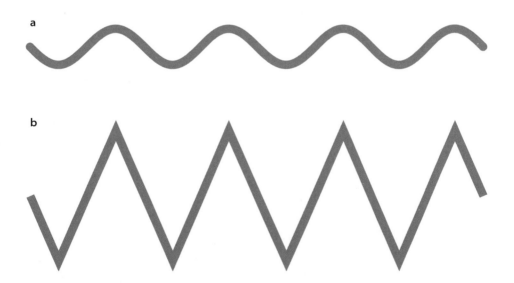

◘ **Abb. 2.6** **a** Yin-Yang-Welle: Ruhe und Aktivität **b** Zick-Zack-Linie: Yin-Yang im Ungleichgewicht

2

Ich zeigte ihm daher neben Wirbelsäulen-Qigong auch Burnout-Prophylaxe-Qigong (vgl. ► Kap. 12). Tatsächlich nahm er sich die Zeit, täglich ein paar Minuten Burnout-Prophylaxe-Qigong zu üben.

Bei unserem nächsten Treffen erzählte er mir, er fühle sich bereits deutlich frischer: Er war durch seine Qigong-Oasen ruhiger und betrachtete die Arbeits-Situation nun mit anderen Augen. Er entschied, dass kein Projekt es wert sei, seine Gesundheit zu riskieren und stellte seinen Stundenplan völlig um. Er übte täglich in der Früh Burnout-Prophylaxe-Qigong und frühstückte anschließend ausgiebig. Er stellte sich untertags den Wecker, um sich an seine Pausenzeiten zu erinnern, arbeitete kürzer und abends ging er eine Runde spazieren.

Er war bereit, seiner Gesundheit zuliebe im Beruf weniger auf die Beine zu stellen; es überrascht ihn daher umso mehr, als er merkte, dass nicht nur die Rückenschmerzen verschwanden, sondern dass er auch im Beruf bessere Ergebnisse lieferte und damit erfolgreicher war.

Inzwischen hat er sich ein Yin-Yang-Symbol ausgedruckt und auf den Schreibtisch gestellt. So bleibt sein Blick immer wieder daran hängen und er erinnert sich daran, sich zwischendurch Pausen zu gönnen, aufzustehen, sich zu bewegen, an die frische Luft zu gehen und rechtzeitig Feierabend zu machen.

Markus hat es geschafft die Zickzack-Linie wieder in eine harmonische Yin-Yang-Welle zu verwandeln. Anders verlief es bei Susanne; auch sie ist selbstständig tätig: Sie musste zu einer Deadline ein umfangreiches Konzept abgeben und versprach sich selbst anschließend für drei Tage in der Therme zu entspannen. Sie hatte ein ähnliches Muster wie Markus: Sie arbeitete bis tief in die Nacht und gönnte sich keine Pausen, bis sie am Ziel angelangt war.

Aber nach dem Yin-Yang-Prinzip kann sich ein extremer Zustand auf Dauer nicht halten. Das Yin-Yang-Muster ändert sich, die zackige Yin-Yang-Kurve verflacht irgendwann: Mit der Zeit konnte Susanne nicht mehr einschlafen, obwohl sie bereits völlig übermüdet war. Die Yin-Kurve, das Wellental, war verflacht. Sie wurde unruhig, nervös, gereizt, konnte sich nicht mehr entspannen und kaum mehr schlafen. Auch die Yang-Kurve, die für Aktivität und Leistung steht, war nun flach, da sich ohne die notwendige Erholung auch die Leistungsfähigkeit verabschiedete. Obwohl sie täglich länger arbeitete und sich nicht einmal Mini-Pausen gönnte, schaffte sie es nicht, ihr Konzept rechtzeitig abzugeben und verlor so einen wichtigen Kunden. Viel schlimmer aber war, dass sie völlig ausgebrannt, überlastet und erschöpft war: Sie war mitten im Burnout!

Die sanfte Welle symbolisiert den gesunden Wechsel von Ruhe und Aktivität. Schießen die Wellenberge aber steil nach oben und die Täler nach unten, verliert die Welle ihre ursprüngliche Qualität und verwandelt sich in eine wilde Zickzack-Linie: Übermäßige Arbeit und extreme Erschöpfung wechseln einander ab. Lange kann man diesen Zustand aber nicht halten: Die Welle verflacht (◘ Abb. 2.7).

◘ **Abb. 2.7**   Flache Welle: Weder Erholung noch Aktivität

Bei einem vollausgeprägten Burnout sind Yin und Yang geschwächt: weder tiefe Erholung noch belebende Aktivität sind möglich.

Fazit

Eine harmonische Welle steht für den gesunden Zustand, der Burnout vorbeugt: Kraftvolle Aktivität und tiefe Entspannung wechseln einander harmonisch ab. Aus TCM-Sicht ein ideales Yin-Yang Verhältnis. So hat Burnout wenig Chance.

Yin/Yang und die fünf Elemente

Nun hast du einiges über das Yin-Yang-Konzept gelesen. Im folgenden Kapitel geht es um ein weiteres wichtiges Modell der altchinesischen Philosophie und der TCM: die fünf-Elemente-Lehre.

Du möchtest mehr zum Yin-Yang-Modell erfahren? Im Folgenden findest du einige Bücher, die sich damit beschäftigen. Viel Freude damit!

Weiterführende Literatur

Chen C (2006) Das I Ging der Antworten – Das älteste Orakel der Welt neu interpretiert. Ullstein, Berlin/Frankfurt am Main

Kaptchuk TJ (2010) Das große Buch der chinesischen Medizin: Die Medizin von Yin und Yang in Theorie und Praxis. Knaur-Taschenbuch, München

Die fünf Elemente als Burnout-Prophylaxe

Inhaltsverzeichnis

© Springer-Verlag GmbH Deutschland, ein Teil von Springer Nature 2022
A. Cooper, *Erschöpfung und Burnout vorbeugen – mit Qigong und TCM*, https://doi.org/10.1007/978-3-662-63479-0_3

Warum ist die Fünf-Elemente-Lehre auch heute noch interessant, obwohl sie vor langer Zeit entstand? Weil über Jahrtausende Erfahrungen gesammelt, Zusammenhänge erforscht und Beziehungen beobachtet wurden, etwa wie Emotionen auf den Körper und die inneren Organe wirken und umgekehrt; dadurch bietet die Fünf-Elemente-Lehre erprobte Wege zu einem ausgewogenen und erfüllenden Leben.

In der traditionellen chinesischen Philosophie ist man überzeugt: Sind die fünf Elemente in Harmonie, bist du gesund, kraftvoll und voller Energie; du bist resistent gegen Stress, kannst gelassener mit Herausforderungen umgehen und bleibst auch unter Belastung ruhig, achtsam und kraftvoll.

Wissensbox

In der TCM spielt die umfassende Systematisierung aller Dinge und Erscheinungen eine wichtige Rolle. Der Anspruch dabei ist, nicht nur im Nachhinein die Zusammenhänge zu verstehen und einzuordnen, sondern aufgrund der gesammelten Erfahrungen *vorbeugend* zu arbeiten. Dabei gibt es zwei Ansätze der Gruppierung, die bis heute die Grundlage der TCM bilden: Zum einen das dualistische Prinzip von den einander ergänzenden Polen Yin und Yang, zum anderen das Fünf-Elemente-Konzept. Die dahinter liegenden Gedankenmodelle entsprechen dabei den gesellschaftlichen Bildern, Konventionen und Vorannahmen der damaligen Kultur und verwenden zur Beschreibung der beobachteten Phänomene und deren Zusammenhänge eine bildhafte Sprache: Assoziationen und sinnliche Beschreibungen spielen eine wichtige Rolle – und doch beruht die TCM auf praktischen Erfahrungen und genauen Beobachtungen von körperlichen und psychischen Phänomenen, Prozessen, sowie ihren Zusammenhängen. Bei diesem Denkmodell der allumfassenden, systematischen Entsprechungen wird getreu der altchinesischen Philosophie immer von der Einheit von Körper, Seele und Geist sowie Himmel, Erde und Mensch ausgegangen. Die fünf Elemente dienen dabei als eine Art Überschrift für fünf Qualitäten, Zustände und Phasen, denen alle Dinge und Erscheinungen assoziativ zugeordnet werden. Die Fünf-Elemente-Lehre beschreibt vor allem die Bewegung, Transformation, Umwandlung und Beziehung der Erscheinungen. Der chinesische Begriff für die fünf Elemente ist *Wu Xing*, was mit *fünf Durchgänge* oder *fünf Wanderungen* übersetzt werden kann. Inzwischen wird daher oft statt von *Elementen* von *Wandlungsphasen* gesprochen, um den Schwerpunkt der altchinesischen Natur- und Heilkunde auf die Veränderung zu betonen.

Die fünf Elemente sind:
- Holz
- Feuer
- Erde
- Metall
- Wasser

Die Lehre von den fünf Elementen ist ein Assoziations-Modell, genauso wie das Yin-Yang-Konzept. Das bedeutet: Alles was dich umgibt, alles, was du in der Innen- oder Außenwelt beobachtest, wird nach diesem Modell assoziiert mit einem der fünf Elemente – seien es Menschentypen, Emotionen, Nahrungsmittel,

Körperstrukturen, Krankheiten, Körper-Organe, Gerüche, Farben, Jahreszeiten oder Sinnes-Organe. Die Zusammenhänge und Wechselwirkungen zwischen den Elementen werden in einer Vielzahl an Zyklen beschrieben. Die 3 wichtigsten Zyklen findest du im nächsten Abschnitt.

3

Der Entstehungs-Zyklus

Die fünf Elemente stehen symbolhaft für die Entwicklungsstadien des Lebens:
- Holz – Geburt
- Feuer – Heranwachsen
- Erde – Reife
- Metall – Verfall, Alter
- Wasser – Sowohl Sterben als auch Zeugung

Die oben beschriebene Reihenfolge der Elemente wird als Entstehungs-Zyklus bezeichnet, da jeweils ein Element das nächste entstehen lässt, es gebiert, nährt oder sich in dieses wandelt, wie in ◘ Abb. 3.1 grafisch dargestellt.

Der Entstehungs-Zyklus beschreibt gesundheitsfördernde Prozesse, etwa dass ein Element das nächste kräftigt, wenn dieses zu schwach ist – genauso wie Eltern ihre Kinder unterstützen, wenn diese Hilfe brauchen. Daher wird der Entstehungs-Zyklus auch Eltern-Kind-Zyklus genannt.

Laut dem Entstehungs-Zyklus nährt Holz das Feuer, Feuer die Erde, Erde das Metall, Metall das Wasser und Wasser wiederum das Holz. Ein Kreislauf entsteht:

◘ **Abb. 3.1** Der Entstehungs-Zyklus

ENTSTEHUNGSZYKLUS

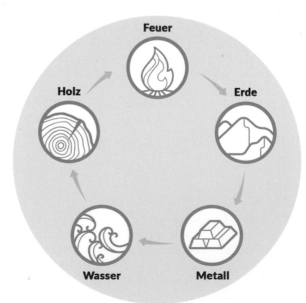

Ein Element gebiert und nährt das nächste. In der TCM beschreibt man es so: Ein Element ist die Mutter des nächsten. Vielleicht helfen dir folgende Eselsbrücken, dir diesen Wandel einzuprägen:

1. Holz ist die Mutter des Feuers: Das Holz verbrennt und nährt so das Feuer.
2. Feuer ist die Mutter der Erde: Nach dem Brand bleibt Asche übrig; diese wird mit dem Erde-Element assoziiert.
3. Erde ist die Mutter des Metalls: Aus der Erde birgt man Metall.
4. Metall ist die Mutter des Wassers: Um Metall zu verwandeln, wird es geschmolzen und somit flüssig. Flüssigkeit ist dem Wasser zugeordnet.
5. Wasser ist die Mutter des Holzes: Wasser nährt das Holz – die Bäume, Sträucher und Blumen. Alle Pflanzen sind dem Holz-Element zugeordnet.

Der Kontroll-Zyklus

Der Kontroll-Zyklus ist ebenfalls ein Gesundheits-Modell. Er beschreibt, wie ein Element ein anderes *beruhigt*. Dieser Zyklus ist wichtig, wenn ein Element überschießt – man spricht in der TCM von Fülle. Die Fülle wird durch den Kontroll-Zyklus wieder harmonisiert.

Sprachen wir zuerst vom Eltern-Kind-Zyklus, so wären wir folgerichtig nun beim Großeltern-Kind-Zyklus, denn ein Element kontrolliert jeweils das übernächste (siehe ◘ Abb. 3.2). Du kannst dir das so vorstellen: Springt ein Kind

◘ **Abb. 3.2** Der Kontroll-Zyklus

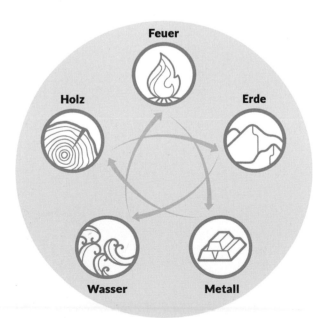

KONTROLLZYKLUS

übermutig auf eine vielbefahrene Straße, braucht es liebevolle Kontrolle – etwa der Grußmutter, die das Kind freundlich, aber bestimmt zurückhält. Hier ein paar Eselsbrücken für die 5 Elemente:

1. Wasser kontrolliert Feuer: Wasser löscht den Brand.
2. Feuer kontrolliert Metall: Metall können wir durch Schmieden – also mithilfe des Feuers – in die gewünschte Form bringen und so kontrollieren.
3. Metall kontrolliert Holz: Wuchert zu viel Unkraut, können wir es mit einer metallenen Hacke im Zaum halten.
4. Holz kontrolliert Erde: Die Wurzeln der Bäume lockern zu harte Erde wieder auf.
5. Erde kontrolliert Wasser: Bei einer Überschwemmung werden etwa Sandsäcke verwendet, um das Wasser aufzusaugen. Sand wird mit dem Erde-Element assoziiert.

Der Zerstörungs-Zyklus

Der Zerstörungs-Zyklus ist ein Modell für krankmachende Prozesse. Ein Element zerstört ein anderes, indem es dieses *zu stark* kontrolliert. Bleiben wir bei der Großmutter: Hält sie das Kind *immer* an der Hand, selbst am Spielplatz, wird das Kind vermutlich wütend oder aber ängstlich. Die Über-Kontrolle schädigt das Kind.

Auf die Elemente übertragen: Einerseits kann man mit einer Hacke (Metall) überwucherndes Unkraut (Holz) *kontrollieren*. So kann das Gemüse wieder besser wachsen. Das entspricht dem Kontroll-Zyklus und führt laut TCM zu Gesundheit.

◘ **Abb. 3.3**   Der Zerstörungs-Zyklus

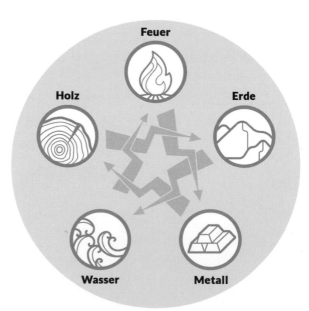

ZERSTÖRUNGSZYKLUS

Wenn man vor lauter Eifer aber auch die Gemüse-Keimlinge ausreißt, *zerstört* man die Gartenpracht. Das entspricht dem Zerstörungs-Zyklus und führt laut TCM zu Krankheit. Es handelt sich dabei um ein *Zuviel* an Kontrolle: Statt zu beruhigen, wird beschädigt; statt zu kontrollieren, wird zerstört. Hier einige Eselsbrücken:

1. Wasser zerstört Feuer: Wasser löscht das gemütliche Feuer im Ofen.
2. Feuer zerstört Metall: Feuer schmilzt das Schmuckstück aus edlem Metall.
3. Metall zerstört Holz: Die metallene Axt fällt den gesunden Baum.
4. Holz zerstört die Erde: Monokulturen laugen die zuvor gesunde Erde aus.
5. Erde zerstört das Wasser: Die Erde schüttet einen zuvor prachtvollen Teich zu.

Die Zyklen und ihre Anwendungen

Diese Zyklen erscheinen dir möglicherweise abstrakt, oder gar verträumt und märchenhaft. Tatsächlich gibt es aber ganz praktische Anwendungen für das Fünf-Elemente-Modell. TCM-Ärztinnen arbeiten damit – genauso wie Tuina- und Shiatsu-Praktikerinnen oder TCM-Ernährungs-Expertinnen.

Willst du wissen, wie du die Fünf-Elemente-Lehre praktisch anwenden kannst, um entspannt Stress zu bewältigen und deine Gesundheit zu stärken? In den ▶ Kap. 5 bis ▶ 11 findest du mehr dazu. Zuvor gibt es hier noch einen Einblick in die 5-Elemente-Zuordnungen.

Die fünf Elemente und ihre Zuordnungen

In der Tabelle der ■ Abb. 3.4 findest du einige Fünf-Elemente-Zuordnungen, und in den folgenden Abschnitten schauen wir uns einige Zuordnungen genauer an.

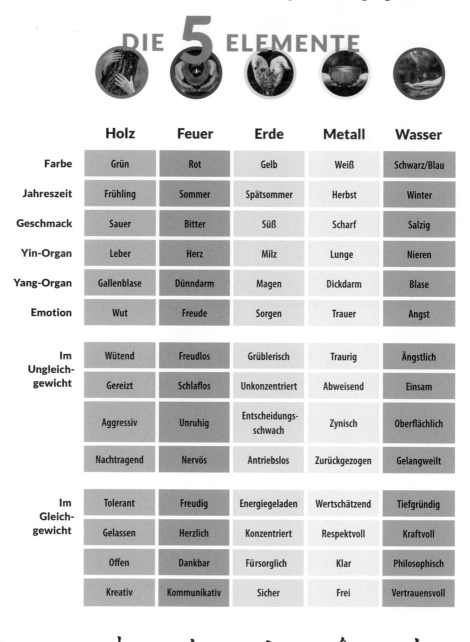

	Holz	Feuer	Erde	Metall	Wasser
Farbe	Grün	Rot	Gelb	Weiß	Schwarz/Blau
Jahreszeit	Frühling	Sommer	Spätsommer	Herbst	Winter
Geschmack	Sauer	Bitter	Süß	Scharf	Salzig
Yin-Organ	Leber	Herz	Milz	Lunge	Nieren
Yang-Organ	Gallenblase	Dünndarm	Magen	Dickdarm	Blase
Emotion	Wut	Freude	Sorgen	Trauer	Angst
Im Ungleichgewicht	Wütend	Freudlos	Grüblerisch	Traurig	Ängstlich
	Gereizt	Schlaflos	Unkonzentriert	Abweisend	Einsam
	Aggressiv	Unruhig	Entscheidungsschwach	Zynisch	Oberflächlich
	Nachtragend	Nervös	Antriebslos	Zurückgezogen	Gelangweilt
Im Gleichgewicht	Tolerant	Freudig	Energiegeladen	Wertschätzend	Tiefgründig
	Gelassen	Herzlich	Konzentriert	Respektvoll	Kraftvoll
	Offen	Dankbar	Fürsorglich	Klar	Philosophisch
	Kreativ	Kommunikativ	Sicher	Frei	Vertrauensvoll

木　　火　　土　　金　　水

■ **Abb. 3.4**　Die fünf Elemente und ihre Zuordnungen

Die fünf Elemente und die Jahreszeiten

- Holz steht für Wachstum und damit für den Frühling, der Zeit, in der alles sprießt und die Natur zu erwachen scheint.
- Feuer steht für Wärme, für den Sommer, die Zeit der Lebensfreude.
- Erde steht fürs Reifen, für den Spätsommer, in dem wir ernten, was wir gesät haben.
- Metall assoziieren die meisten mit Kälte, es steht für den Herbst, die Zeit, in der es kälter wird, und viele sich wünschen, sich zuhause gemütlich bei einem Tee zurückzuziehen.
- Wasser steht für die Tiefe: Die Kräfte der Natur scheinen im Winter zurück in die Tiefe zu kehren, um sich für ein neues Jahr vorzubereiten (◘ Abb. 3.5).

◘ **Abb. 3.5** Die fünf Elemente und die Jahreszeiten

ENTSTEHUNGSZYKLUS

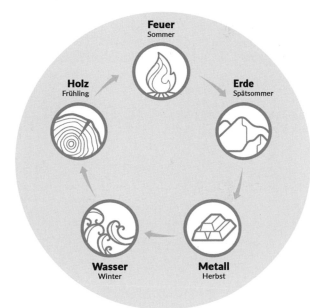

Die fünf Elemente und Werte

Auch Werte und Emotionen werden mit den jeweiligen Elementen und Jahreszeiten assoziiert (● Abb. 3.6).

- So stehen das Holz-Element und der Frühling für Entwicklung, Wachsen, Ausbreiten und damit auch für Kreativität, Ehrgeiz, Tatkraft, aber auch für Gelassenheit und Offenheit.
- Das Feuer-Element und der Sommer erinnern an Themen wie *für etwas brennen* und werden im 5-Elemente-Modell assoziiert mit Begeisterung, Lebensfreude, Lachen, Herzlichkeit und Kommunikation.
- Das Erde-Element und den Spätsommer assoziieren wir vielleicht mit der Redewendung *Mutter Erde* und damit mit Fürsorglichkeit, Geborgenheit und Sicherheit, aber auch mit Energie und Kraft.
- Der Herbst entspricht dem Metall-Element. Das Metall wird im ursprünglichen Schriftzeichen symbolisiert durch Gold. Es steht für das Kostbare in und um uns herum und damit für Wertschätzung, Freiheit und Harmonie mit der Umwelt. Aber Metall steht auch für Grenzen, symbolisiert durch metallene Zäune.
- Das Wasser, in dem zu Urzeiten das Leben entstand, und der Winter, in dem ein neues Jahr beginnt, stehen für Ur-Themen wie Überlebenswille, Angst sowie Urvertrauen und Urkraft.

● **Abb. 3.6**   Die fünf Elemente und Werte

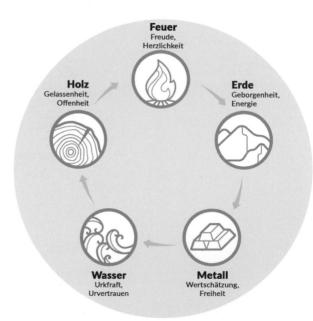

ENTSTEHUNGSZYKLUS

Feuer
Freude,
Herzlichkeit

Holz
Gelassenheit,
Offenheit

Erde
Geborgenheit,
Energie

Wasser
Urkraft,
Urvertrauen

Metall
Wertschätzung,
Freiheit

Stehen die Werte und Emotionen der fünf Wandlungsphasen in harmonischem Bezug zueinander, ist das eine gute Basis dafür, dass du gesund, glücklich und stressresistent bist.

Auch Menschen-Typen werden den fünf Elementen zugeteilt. Wir vereinen Qualitäten aller fünf Elemente in uns. Dabei ist es natürlich, dass manche Elemente mehr ausgeprägt sind als andere: So spricht man zum Beispiel vom Feuer-Typ, wenn die Qualitäten des Feuer-Elements besonders ausgeprägt sind, etwa wenn jemand sich schnell begeistert, gerne lacht oder viel spricht. Wie du erkennst, welcher Elemente-Typ du bist, erfährst du im folgenden Kapitel.

Welcher Fünf-Elemente-Typ bist du?

Wie oben beschrieben: Jeder Mensch vereint alle Fünf-Elemente-Qualitäten in sich. Die meisten von uns haben allerdings mindestens einen oder zwei Schwerpunkte. Hier findest du die Beschreibung von den klassischen Fünf-Elemente-Typen im Umgang mit Stress. Wenn du dich in einem der Texte erkennst, verkörperst du womöglich den entsprechenden Element-Typ. Angenommen du setzt dir gerne Ziele und verfolgst sie kreativ und flexibel. Aus TCM-Sicht sind das Qualitäten des Holz-Elements in Harmonie. Vereinfachend gesagt, wärst du also ein Holz-Harmonie-Typ. Bitte bedenke: Natürlich verkörperst du auch Qualitäten anderer Elemente, wie oben erwähnt; es geht hier nur um eine Orientierung.

Während du die nächsten Zeilen liest, frag dich daher bitte, welche Sätze für dich zutreffen und welche nicht. Dadurch erkennst du, welchem Typ du dich am ehesten zuordnen würdest. Es geht in diesem Buch dabei nie um eine Selbstdiagnose, sondern um eine Unterstützung zur Einschätzung und um ein tieferes Verständnis der TCM-Hintergründe sowie Impulse zum persönlichen Wachstum. So kannst du dich etwa fragen, welchen Element-Qualitäten du dir noch mehr wünschst für dein Leben, welches Element du also besonders nähren möchtest, etwa durch Qigong oder indem du dich in Zukunft bewusst anders verhältst als bisher.

Holz-Harmonie-Typ und Stress

Du gehst kreativ und geschmeidig mit Herausforderungen um. Du setzt dich selbstsicher für dich und andere ein. Du setzt dir Ziele, die dich reizen, und bleibst dabei auf dem Weg zum Ziel flexibel. Wenn du wütend wirst, kannst du damit umgehen und deinen Ärger als Antrieb für positive Veränderung nutzen. Danach kannst du den Ärger wieder loslassen. Denn du hältst nicht verkrampft an negativen Emotionen fest, sondern kannst sie gelassen weiterziehen lassen, wenn die Zeit dafür reif

3

◘ **Abb. 3.7**   Das Holz-Element

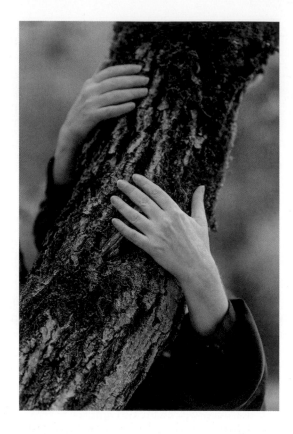

ist; so entsteht Raum für Neues. Dadurch gehst du entspannt mit deinen Gefühlen um. Falls diese Aussagen auf dich zutreffen, lebst du die positiven Qualitäten eines Holz-Elements in Harmonie. Du giltst als Holz-Harmonie-Typ (◘ Abb. 3.7).

Holz-Ungleichgewicht-Typ und Stress

Du reagierst genervt, gereizt und wütend, wenn du im Stress bist? Der Lift fährt dir vor der Nase davon und du hämmerst auf den Knopf? Durch Stress verursachte negative Gefühle haben dich fest im Griff? Selbst wenn dir klar ist, dass du über-reagierst und du dich beruhigen *möchtest*, gelingt es dir nicht, die belastenden Emotionen loszulassen? In dem Fall könnte ein Holz-Ungleichgewicht dahinter-stecken. Dieses macht dich möglicherweise anfällig für ein Burnout; ja, es kann sogar ein Hinweis sein, dass du dich bereits im Burnout befindest. Im ▶ Kap. 7 findest du mehr dazu.

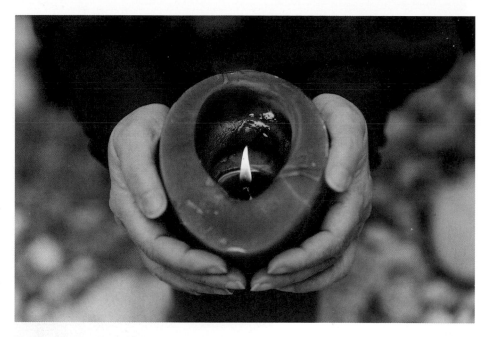

◨ **Abb. 3.8**   Das Feuer-Element

Feuer-Harmonie-Typ und Stress

Du begeisterst dich voller Leidenschaft für alles, was dein Herz berührt. Du brennst dafür (◨ Abb. 3.8). Voller Freude und Liebe arbeitest du für das, was dir am Herzen liegt. Du legst Wert darauf, mit anderen liebevoll und achtsam zu kommunizieren. Du sprichst klar und deutlich. Dein Geist und dein Bewusstsein sind klar. Du arbeitest mit Herz und Verstand. Du kannst dich aus ganzem Herzen freuen, fühlst dich geliebt, dankbar und lachst gerne und viel. Deine Herzlichkeit und Wärme erfreuen deine Mitmenschen: So lassen sich Herausforderungen gemeinsam besser bewältigen. Durch deinen klaren Geist und deine deutlichen, dabei gleichzeitig herzlichen Worte kannst du Stress-Situationen den Stachel nehmen. So bleibst du ruhig, selbst wenn die Belastung mal besonders groß ist. Dein harmonisches Feuer-Element lässt dich mit klarem Geist und Bewusstsein liebevoll und achtsam auf Herausforderungen reagieren.

Feuer-Ungleichgewicht-Typ und Stress

Wenn du gestresst bist, wirkt sich das stark auf dein Bewusstsein und auf deinen Geist aus? Du wirst unklar und verwirrt? Oder du wirst nervös, bekommst Herzklopfen, beginnst zu schwitzen und dein Puls rast? Womöglich schläfst du schlecht oder leidest unter Albträumen? Falls du diese Fragen großteils mit *Ja* beantwortest, entspricht das einem Feuer-Ungleichgewicht. Dadurch bist du möglicherweise anfällig für ein Burnout, oder du befindest dich sogar schon mittendrin. Mehr dazu findest du im ► Kap. 10.

Erde-Harmonie-Typ und Stress

Du stehst mit beiden Beinen auf der Erde, auch wenn du herausfordernde Situationen erlebst. Du hast ausreichend Energie und Kraft – sowohl geistig als auch körperlich. Du fühlst dich geerdet und in deiner Mitte, sicher und geborgen, auch wenn mal vieles durcheinander kommt. Du sorgst liebevoll für dich und andere, auch wenn es stressig ist. Du kannst in vollen Zügen und mit allen Sinnen genießen. Du liebst es zu essen, zu trinken und deinen Körper zu spüren. Das hilft dir intensiv im Moment, im Hier-und-Jetzt, zu leben und spielerisch mit Stress umzugehen. Stressige Situationen kannst du mit deinem wachen Verstand analysieren. Du bleibst achtsam, entscheidungsfreudig, motiviert und fantasievoll, selbst wenn alles drunter und drüber geht. Wenn du diesen Aussagen zum größten Teil zustimmst, bist du vermutlich ein Erde-Harmonie-Typ (◘ Abb. 3.9).

◘ **Abb. 3.9**   Das Erde-Element

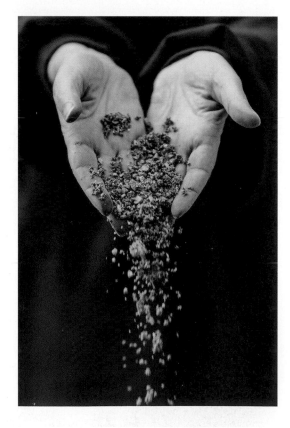

Erde-Ungleichgewicht-Typ und Stress

Wenn es stressig wird, hast du das Gefühl, als ziehe dir jemand den Boden unter den Füßen weg? Du fühlst dich unsicher und sehnst dich nach Geborgenheit. Die Gedanken kreisen und du grübelst und grübelst und grübelst? Du kannst dich kaum mehr konzentrieren? Die Sorgen trüben deine ansonsten hohe Intelligenz? Es fällt dir schwer, dich zu entscheiden? Du verlierst dann nicht nur deinen Humor und deine Kreativität, sondern auch Schlaf und Appetit? Außerdem bist du erschöpft und antriebslos? Wenn du auf viele dieser Fragen mit Ja antwortest, deutet das auf ein Ungleichgewicht im Erde-Element hin. Das kann zu einem Burnout führen. Im ▶ Kap. 8 findest du mehr dazu.

Metall-Harmonie-Typ und Stress

In deinem Leben suchst du nach klaren Strukturen und Ritualen. Sie schenken dir die Klarheit, die du liebst. Diese hilft dir, Herausforderungen Schritt für Schritt zu bewältigen. In stressigen Situationen atmest du erstmal tief durch, erforschst die vorgegebenen Strukturen und findest deine ganz persönliche Freiheit innerhalb dieser. Dein Fokus liegt dabei darauf, das Wertvolle auch in belastenden Situationen zu entdecken und zu schätzen. So kannst du auch im Stress entspannt und klar bleiben, denn du achtest auch im Stress darauf, dass du liebevoll mit deinen Mitmenschen verbunden bleibst, dir selbst und anderen Wertschätzung schenkst. Wenn du dich in dieser Beschreibung erkennst, bist du wahrscheinlich ein Metall-Harmonie-Typ (◘ Abb. 3.10).

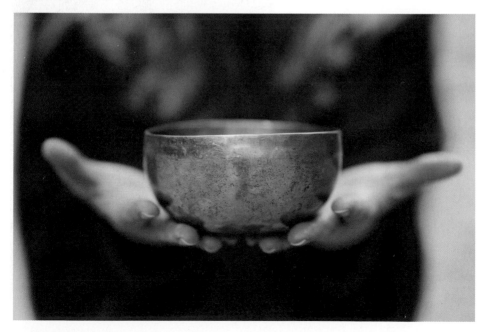

◘ **Abb. 3.10** Das Metall-Element

3

Metall-Ungleichgewicht-Typ und Stress

Wenn es stressig wird, leidest du unter Atem-Problemen? Du wirst traurig, ziehst dich übermäßig zurück und distanzierst dich von deinen Mitmenschen? Vielleicht wirst du sogar zynisch, weil du dir anders nicht mehr helfen kannst? Falls du dem zustimmst, deutet das auf ein Metall-Ungleichgewicht hin. Du könntest Burnout-gefährdet sein. Weitere Informationen dazu findest du im ► Kap. 6.

Wasser-Harmonie-Typ und Stress

Voller Urvertrauen und Urkraft gehst du den Dingen auf den Grund. Du lässt dich nicht von Unwichtigem ablenken, verwirren oder stressen. Oberflächliches berührt dich nicht; dadurch bist du stressresistent. Gelassen und kraftvoll umschiffst du Eisberge und steuerst vertrauensvoll auf die Essenz, auf das Wesentliche zu. So kann dich Stress nicht aus der Bahn werfen. Wenn diese Beschreibung auf dich zutrifft, ist dein harmonisches Wasser-Element stark ausgeprägt (◘ Abb. 3.11).

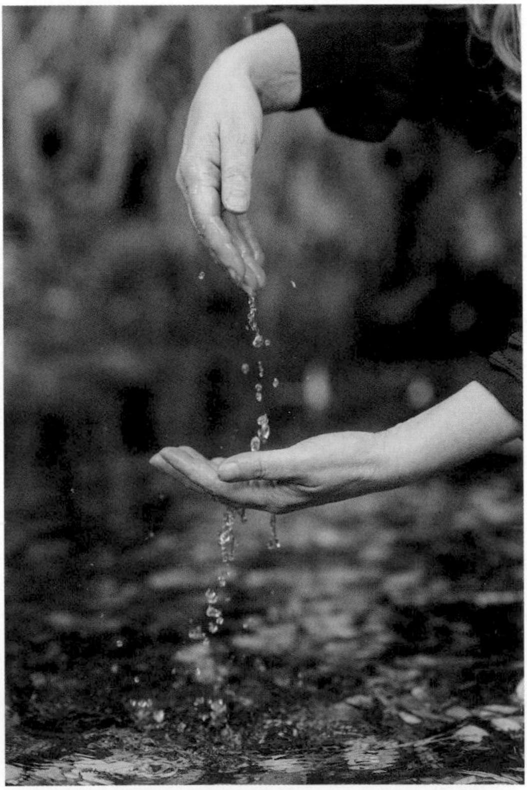

◘ **Abb. 3.11** Das Wasser-Element

Wasser-Ungleichgewicht-Typ und Stress

Wenn es stressig wird, geht dir das an die Nieren, an deine Substanz. Du bist völlig erschöpft und weißt nicht weiter. Das kann dazu führen, dass du dich ganz zurückziehst und einsam, ja sogar eigenbrötlerisch wirst. Du schaffst es nicht mehr, dich wirklich auf etwas einzulassen und in die Tiefe zu gehen: Du bleibst an der Oberfläche. Wenn dir das bekannt vorkommt, kann es sein, dass dein Wasser-Element im Ungleichgewicht ist. Das kann zu einem Burnout führen. Mehr dazu findest du im ▶ Kap. 9.

Fazit: Die fünf Elemente, Yin/Yang und Stress

Stress bringt nicht nur den Yin-Yang-Haushalt aus dem Gleichgewicht, sondern zerstört auch die Harmonie zwischen den fünf Elementen. Das zeigt sich auch bei einem Burnout. In den folgenden Kapiteln erfährst du, welche 7 Phasen man bei einem Burnout durchlebt, wie dabei Yin, Yang und alle fünf Elemente angegriffen werden und wie Qigong und TCM in jeder Phase helfen können.

Wenn du dich in die Fünf-Elemente-Philosophie vertiefen möchtest, findest du im Folgenden weiterführende Literatur.

Weiterführende Literatur

Beresford-Cooke C (2013) Shiatsu – Grundlagen und Praxis. Elsevier/Urban & Fischer, München
Conelly DM (2002) Traditionelle Akupunktur – Das Gesetz der fünf Elemente. Bruno Endrich, Heidelberg
Eckert A (2012) Das heilende Tao – Die Lehre der fünf Elemente: Basiswissen für Shiatsu und Akupunktur, Qi Gong, Tai Ji und Feng Shui. Müller & Steinicke, München
Hinterthür P (2008) Qigong nach den Fünf Elementen. Gräfe Und Unzer, München
Kaptchuk TJ (2010) Das große Buch der chinesischen Medizin: Die Medizin von Yin und Yang in Theorie und Praxis. Knaur-Taschenbuch, München
Lorenzen U, Noll A (1998) Die Wandlungsphasen der traditionellen chinesischen Medizin – Band 4: Die Wandlungsphase Feuer. Müller & Steinicke, München
Lorenzen U, Noll A (2000) Die Wandlungsphasen der traditionellen chinesischen Medizin – Band 5: Die Wandlungsphase Wasser. Müller & Steinicke, München
Lorenzen U, Noll A (2010) Die Wandlungsphasen der traditionellen chinesischen Medizin – Band 1: Die Wandlungsphase Holz. Müller & Steinicke, München
Lorenzen U, Noll A (2012) Die Wandlungsphasen der traditionellen chinesischen Medizin – Band 3: Die Wandlungsphase Erde. Müller & Steinicke, München
Lorenzen U, Noll A, Rochat de la Vallée E (2007) Die Wandlungsphasen der traditionellen chinesischen Medizin – Band 2: Die Wandlungsphase Metall. Müller & Steinicke, München
Maciocia G (2012) Die Grundlagen der Chinesischen Medizin. Elsevier/Urban & Fischer, München
Mayer D (2010) Typgerecht trainieren: mit der Bewegungslehre nach den Fünf Elementen. BoD – Books on Demand, Norderstedt
Redl P (Hrsg) (2010) Die Welt der Fünf Elemente – Anwendungsbereiche in Theorie und Praxis. Bacopa, Schiedlberg
Unschuld P (1997) Chinesische Medizin. C.H, Beck/München

Altes Wissen für aktuelle Herausforderungen: Burnout aus TCM-Sicht

Inhaltsverzeichnis

Ergänzende Information Die elektronische Version dieses Kapitels enthält Zusatzmaterial, auf das über folgenden Link zugegriffen werden kann [https://doi.org/10.1007/978-3-662-63479-0_4].

Wie kannst du das Jahrtausende alte Wissen der TCM und des Qigong für eine aktuelle Herausforderung wie Burnout nutzen? Mit dem TCM-Burnout-Modell findest du heraus, welche Übungen dich in welcher Phase laut TCM besonders wirkungsvoll unterstützen.

7 Phasen des Energie-Ungleichgewichts

Vor vielen Jahren konnte ich mit Qigong mein Burnout überwinden. Auch als Qigong-Ausbilderin und psychologische Beraterin erlebe ich regelmäßig, dass Qigong vielen Menschen hilft, gelassener mit Stress umzugehen und so Burnout zu lindern oder ihm vorzubeugen.

Motiviert durch diese Erfahrungen beschäftige ich mich nun seit mehr als zehn Jahren intensiv mit *Burnout, Qigong und TCM* und habe auch meine Master-Thesis zu diesen Themen geschrieben. Dabei entwickelte ich eine Qigong-Serie zur Burnout-Prophylaxe (siehe ► Kap. 12) sowie ein TCM-Modell, das den Burnout-Verlauf beschreibt: Nach meinen Recherchen und Erfahrungen verläuft ein Burnout in sieben Phasen, von denen die erste durch eine Schwäche des Yin und die letzte durch eine Schwäche des Yang gekennzeichnet ist. Zwischen diesen beiden Polen des Yin/Yang-Ungleichgewichts werden im Laufe des Burnouts alle fünf Elemente aus dem Gleichgewicht gebracht (vgl. ◘ Abb. 4.1).

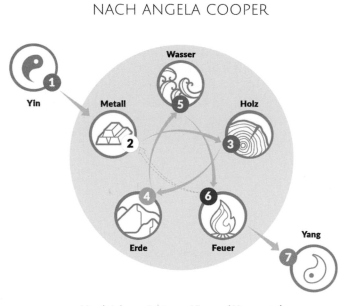

TCM-BURNOUT-MODELL
NACH ANGELA COOPER

Ungleichgewicht von Yin und Yang und
des Kontroll-Zyklus der 5 Elemente

◘ **Abb. 4.1**   TCM-Burnout-Modell: Nach meinen Erfahrungen durchläuft man bei Burnout 7 Phasen des Energie-Ungleichgewichts. Dieses Bild kannst du dir über Springerlink zum Ausdrucken herunterladen

Dieser Prozess kann sich über viele Monate, oder sogar Jahre, ziehen. In den folgenden Kapiteln beschreibe ich die sieben Burnout-Phasen. Du erfährst, welches Energie-Ungleichgewicht jeweils hinter der Phase steckt und welche Schätze die TCM bereithält, um so ein Ungleichgewicht wieder auszugleichen: etwa Qigong, Selbst-Heilmassage, Meditation, Akupressur oder TCM-Ernährung. Wie immer gilt auch hier: Du kannst viel für deine Gesundheit tun – und das sogar mit Genuss und Leichtigkeit. Gleichzeitig ist es wichtig, dir Hilfe zu gönnen, lange bevor der Stress droht, dich zu erdrücken.

Für meine Master-Thesis habe ich die sieben Phasen meines TCM-Burnout-Modells mit den gängigsten psychologischen Modellen des Burnout-Verlaufs verglichen und dabei festgestellt, dass mein Sieben-Phasen-Modell den sieben Symptom-Kategorien des Psychologen Matthias Burisch überraschend ähnlich ist. Mehr zu Burischs Forschungen erfährst du in seinem wissenschaftlichen Buch *Das Burnout-Syndrom*.

In den folgenden Abschnitten beschreibe ich das TCM-Burnout-Modell, das ich im Zuge meiner Master-Thesis entwickelte. Dabei ist zu beachten: Es handelt sich, wie der Name sagt, um ein Modell. Denn bei jedem Menschen wirkt sich Burnout unterschiedlich aus; die Symptome aller Phasen können bei jedem in unterschiedlicher Reihenfolge und Häufigkeit auftreten: Einige Symptome, die etwa der 6. Phase zugeordnet werden, treten bei einem vielleicht nie auf, beim anderen bereits am Anfang des Burnouts; gerade psychosomatische Symptome treten bei vielen parallel zur ersten Phase auf und werden mit der Zeit immer belastender. Kein Burnout gleicht dem anderen! Aber solange uns klar ist, dass jeder Burnout-Verlauf individuell ist, können uns Modelle immerhin eine Orientierung bieten.

In den folgenden Kapiteln beschreibe ich die sieben Burnout-Phasen des TCM-Modells: Du findest zu jeder Phase ein Fallbeispiel sowie eine Beschreibung der Burnout-Symptome aus TCM-Sicht (■ Abb. 4.2).

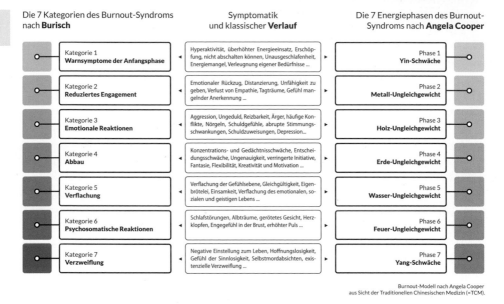

Burnout-Syndrom   TCM-Energiephasen

Die 7 Kategorien des Burnout-Syndroms nach **Burisch**	Symptomatik und klassischer **Verlauf**	Die 7 Energiephasen des Burnout-Syndroms nach **Angela Cooper**
Kategorie 1 **Warnsymptome der Anfangsphase**	Hyperaktivität, überhöhter Energieeinsatz, Erschöpfung, nicht abschalten können, Unausgeschlafenheit, Energiemangel, Verleugnung eigener Bedürfnisse ...	Phase 1 **Yin-Schwäche**
Kategorie 2 **Reduziertes Engagement**	Emotionaler Rückzug, Distanzierung, Unfähigkeit zu geben, Verlust von Empathie, Tagträume, Gefühl mangelnder Anerkennung ...	Phase 2 **Metall-Ungleichgewicht**
Kategorie 3 **Emotionale Reaktionen**	Aggression, Ungeduld, Reizbarkeit, Ärger, häufige Konflikte, Nörgeln, Schuldgefühle, abrupte Stimmungsschwankungen, Schuldzuweisungen, Depression...	Phase 3 **Holz-Ungleichgewicht**
Kategorie 4 **Abbau**	Konzentrations- und Gedächtnisschwäche, Entscheidungsschwäche, Ungenauigkeit, verringerte Initiative, Fantasie, Flexibilität, Kreativität und Motivation ...	Phase 4 **Erde-Ungleichgewicht**
Kategorie 5 **Verflachung**	Verflachung der Gefühlsebene, Gleichgültigkeit, Eigenbrötelei, Einsamkeit, Verflachung des emotionalen, sozialen und geistigen Lebens ...	Phase 5 **Wasser-Ungleichgewicht**
Kategorie 6 **Psychosomatische Reaktionen**	Schlafstörungen, Albträume, gerötetes Gesicht, Herzklopfen, Engegefühl in der Brust, erhöhter Puls ...	Phase 6 **Feuer-Ungleichgewicht**
Kategorie 7 **Verzweiflung**	Negative Einstellung zum Leben, Hoffnungslosigkeit, Gefühl der Sinnlosigkeit, Selbstmordabsichten, existenzielle Verzweiflung ...	Phase 7 **Yang-Schwäche**

Burnout-Modell nach Angela Cooper
aus Sicht der Traditionellen Chinesischen Medizin (=TCM).

■ **Abb. 4.2**   Burnout-Symptome aus TCM-Sicht. Dieses Bild kannst du dir über Springerlink zum Ausdrucken herunterladen

Möchtest du lieber gleich in die Praxis eintauchen und sofort mit der Burnout-Prophylaxe beginnen? Dann spring in den kommenden 7 Kapiteln jeweils direkt zum Übungsteil; hier findest du gezielte Übungen zur jeweiligen Phase: Anregungen, Hilfe zur Selbsthilfe, TCM-Rezepte, Anleitungen zu Selbstheilmassage und Akupressur, Tipps zur Ernährung und für den Alltag – sowie pro Phase jeweils eine spezielle Qigong-Übung zum Ausgleich des jeweiligen Energie-Ungleichgewichts.

Bevor du mit den Übungen beginnst, findest du im nächsten Abschnitt ein paar Tipps und Anmerkungen zur Ausführung der Qigong-Übungen.

Übungsserie: Burnout-Prophylaxe-Qigong

Ich habe diese Qigong-Serie speziell für die Burnout-Prophylaxe entwickelt (◘ Abb. 4.3). Die Übungen basieren auf der jahrtausendealten Tradition des Qigong; ich habe sie gezielt abgestimmt auf den Burnout-Verlauf aus TCM-Sicht: 7 Übungen für 7 Phasen. Jede Übung geht speziell auf das Energie-Ungleichgewicht der jeweiligen Burnout-Phase ein – auf energetischer, geistiger und körperlicher Ebene.

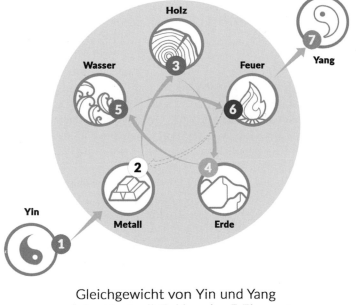

BURNOUT-PROPHYLAXE-QIGONG
NACH ANGELA COOPER

Gleichgewicht von Yin und Yang
und des Kontroll-Zyklus der 5 Elemente

◘ **Abb. 4.3**   Burnout-Prophylaxe-Qigong nach dem TCM-Modell. Dieses Bild kannst du dir über Springerlink zum Ausdrucken herunterladen

Energetisch, geistig, und körperlich erneuert

Die Qigong-Übungen vertiefen deinen Atem; dein Atem wiederum verbindet Energie, Geist und Körper. Die Übungsserie *Burnout-Prophylaxe-Qigong* bietet für jede der sieben Burnout-Phasen eine Qigong-Übung an – für energetische, geistige und körperliche Erneuerung.

1. Energetische Erneuerung: Energiefluss statt Blockaden

Aus TCM-Sicht geht jede der sieben Phasen mit Blockaden und damit mit einem speziellen Energie-Ungleichgewicht einher. Die entsprechende Qigong-Übung löst jeweils die typischen Blockaden und harmonisiert die entsprechenden Meridiane und Akupressur-Punkte. So kann das Qi, die Lebensenergie, wieder frei fließen.

2. Geistige Erneuerung: Glücks-Sätze statt belastender Glaubensätze

Jede der sieben Burnout-Phasen geht mit belastenden Gedanken einher wie etwa: *Das schaffe ich nie!* Diese negativen Glaubensätze halten dich davon ab, dich wohlzufühlen und deine Ziele zu erreichen; wie Henry Ford schon sagte: „Ob du glaubst, dass du etwas kannst oder es nicht kannst, du hast recht." Belastende Glaubensätze sind kraftvoll und lassen sich nicht einfach zur Seite schieben. Vielleicht kennst du das: Je mehr du dich bemühst, *nicht* daran zu denken, dass etwas schief gehen könnte, desto mehr beschäftigt es dich. Anders gesagt: Wenn jemand dich bittet, *nicht* an einen erdbeerroten Elefanten zu denken, woran denkst du dann? Außerdem begleiten uns einige der belastenden Sätze bereits seit unserer Kindheit; wir haben uns an sie gewöhnt, wie an ein ständiges Rauschen, sodass wir sie nicht mehr bewusst wahrnehmen; sie nagen an uns – aber bleiben dabei unerkannt im Hintergrund.

Was kann also helfen? Wie immer gilt das Yin- und Yang-Prinzip: Du kannst dir wertvolle Hilfe holen, etwa von einer Therapeutin; und du kannst dir selbst helfen. Allerdings kannst du die Gedanken nicht einfach wegschieben, nicht einfach negieren. Du kannst sie aber überschreiben: Du *ersetzt* sie durch andere Gedanken – Gedanken, die dich stärken! Gedanken, die sich durch regelmäßige Wiederholungen in dein Unbewusstes eingraben und so wie ein *positives, hilfreiches* Hintergrundrauschen wirken – wie das angenehme Plätschern eines klaren Baches!

Das braucht Zeit, schließlich begleiten uns die negativen Glaubensätze meist bereits eine Weile. Aber durch Wiederholungen – verbunden mit der entsprechenden Körperhaltung – können die hilfreichen Gedanken mehr und mehr *wahr* werden.

Vielleicht schreibst du dir einige Sätze auf, die dich inspirieren, die dich unterstützen, die dir Kraft schenken? Und wenn du möchtest, übst du die Qigong-Serie und sprichst dabei ganz eigene Glücks-Sätze aus. Oder du verwendest die, die ich für jede Phase anbiete. So ersetzen die unterstützenden Sätze die belastenden Glaubensätze – mit jedem Üben mehr und mehr.

3. Körperliche Erneuerung: Aufrichtung statt Erschöpfung

Der Glücks-Satz bleibt eine wirkungslose Floskel, wenn du ihn aussprichst und dabei die Schultern und den Kopf hängen lässt. Damit der Glücks-Satz dich stärkt, ist es wichtig, dass deine Körperhaltung zum positiven Gedanken passt, dass du dich also auch körperlich aufrichtest. Nur so wirkt der Glücks-Satz; nur so wird er von Körper, Seele und Geist als subjektiv *wahr* akzeptiert.

Beim Qigong-Üben führst du Bewegungen aus, die zu den positiven Gedanken und Glücks-Sätzen passen; du erlernst Körperhaltungen und Bewegungs-Abläufe, die dich unterstützen, dich wohlzufühlen: energiegeladen statt erschöpft, glücklich statt niedergeschlagen!

Hinweise zur Ausführung

Du kannst den gesamten Qigong-Zyklus gleich nach dem Aufstehen einmal von Anfang bis Ende ausführen – jede Übung einmal.

Erste Variante: Du wiederholst den gesamten Qigong-Zyklus 3- bis 12-mal, oder so oft es dir gerade guttut.

2. Variante: Du hast das Gefühl, eine spezielle Übung tut dir gerade besonders gut? Dann üb nur diese und wiederhole sie 3- bis 12-mal.

Bevor du mit den Übungen beginnst, lies dir bitte folgende Zeilen durch:

Körper

- Du beginnst und beendest jede Übung mit der Qigong-Grundhaltung (siehe ▶ Kap. 5).
- Führe bitte jede Bewegung so aus, dass sie zu deinem Körper passt: Geh also jeweils mit der Bewegung nur so weit, wie es sich gerade gut anfühlt. Hier gibt es keinen Erfolgsdruck, kein *höher, weiter, schneller*!
- Achte liebevoll darauf, dass dein Rücken lang ist und die Gelenke frei und beweglich sind – also bitte die Gelenke nicht durchstrecken!
- Nimm dir für die Übungen Zeit, führ sie langsam, sanft und geschmeidig aus, denn *Qigong ist Meditation in Bewegung.*
- Es geht bei diesen Übungen nicht darum, sie perfekt auszuführen; es geht nicht um richtig oder falsch. Es geht darum, dir selbst wie einer lieben Freundin zu begegnen: liebevoll, achtsam, fürsorglich und mitfühlend.

Atem

- Bei den Übungen atmest du über die Nase ein- und aus.
- Beim Einatmen wölbt sich der Bauch leicht nach außen, beim Ausatmen zieht er sich wieder nach innen.
- Du kannst darauf vertrauen, dass dein Atem durchs Üben mit der Zeit wie von allein tiefer und langsamer wird.

Vorstellung

Wenn du dich mit der Bewegung bereits wohl fühlst und sie sicher ausführst, kannst du zusätzlich mit der Vorstellungskraft und den Glücks-Sätzen arbeiten. Dazu findest du in der Übungsbeschreibung jeweils ein Angebot von mir. Vielleicht möchtest du aber lieber deine eigenen Bilder und Glücks-Sätze finden, die dir helfen, dich glücklich und gesund zu fühlen? Ich lade dich ein, spielerisch auszuprobieren, was dir gerade besonders guttut.

Alle Übungen auf einem Blick

Einen Überblick der 7 Übungen findest du im ▶ Kap. 12 – mit Fotos sowie Link zu den Videos.

Im nächsten Kapitel erfährst du, welche Symptome ein Burnout einläuten, welchem Energie-Ungleichgewicht die 1. Burnout-Phase entspricht und welche Übungen dich speziell am Anfang eines Burnouts unterstützen, wieder frische Kraft zu tanken.

Du möchtest dich zum Thema Burnout vertiefen? Im Folgenden findest du entsprechende Literatur.

Weiterführende Literatur

Burisch M (2010) Das Burnout-Syndrom – Theorie der inneren Erschöpfung. Springer, Berlin/ Heidelberg

Hedderich I (2012) Burnout – Ursachen, Formen, Auswege. C.H, Beck/München

Schaufeli W, Enzmann D (2020) The Burnout companion to study and practice – a critical analysis. CRC Press, Boca Raton

1. Burnout-Phase: Hyperaktivität und Erschöpfung – Yin-Schwäche

Inhaltsverzeichnis

Ergänzende Information Die elektronische Version dieses Kapitels enthält Zusatzmaterial, auf das über folgenden Link zugegriffen werden kann [https://doi.org/10.1007/978-3-662-63479-0_5]. Die Videos lassen sich durch Anklicken des DOI Links in der Legende einer entsprechenden Abbildung abspielen, oder indem Sie diesen Link mit der SN More Media App scannen.

Fallbeispiel: Martin S., Angestellter, arbeitet täglich bis spät in die Nacht

Es ist 2 Uhr in der Nacht. Martin dreht sich auf die Seite, dreht sich zurück, wirft die Decke ab; sein Hals ist trocken. Ob er aufstehen soll, um den Zeitplan nochmal zu überprüfen? Schließlich muss er den Gesundheits-Kongress bis zum Ende der Woche perfekt vorbereiten und so seine Vorgesetzte beeindrucken. Vielleicht wird er dann endlich befördert!

Morgen wird ihm eine Thermoskanne voll Kaffee helfen, den gefährlich wankenden Papierstapel auf seinem Schreibtisch zu bearbeiten – und dann geht's an die Mails. Was soll's, wenn er durch Erschöpfung und Schlafmangel ungenauer wird und sich Fehler einschleichen? Dann arbeitet er abends eben länger, um sie zu korrigieren; wenn es sein muss bis spät in die Nacht – wie die Wochen zuvor auch.

1. Burnout-Phase: Yin-Schwäche

Was Martin S. erlebt, läutet typischerweise ein Burnout ein: gesteigerte Aktivität. In dieser Phase sind Betroffene besonders eifrig, arbeiten bis spät in die Nacht und gönnen sich kaum Pausen. Sie gelten als besonders ehrgeizig und leistungsbereit. Vorgesetzte applaudieren ihrem Arbeitseifer.

Dabei übersehen sie, dass die gesteigerte Aktivität nicht auf einem Übermaß an Energie beruht, sondern auf einem Mangel an Ruhe. Aus TCM-Sicht beschrieben: Es handelt sich um einen relativen Yang-Zustand – relativ, weil nicht ein Über-

TCM-BURNOUT-MODELL
NACH ANGELA COOPER

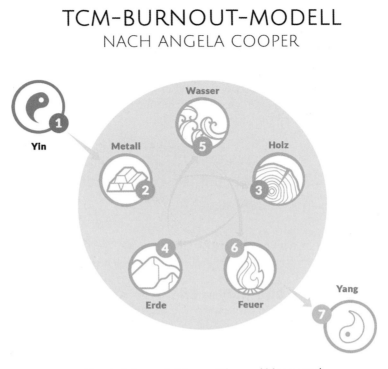

Ungleichgewicht von Yin und Yang und
des Kontroll-Zyklus der 5 Elemente

◻ **Abb. 5.1**   1. Burnout-Phase: Yin-Schwäche

schuss der aktiven Yang-Kraft der Grund für die Arbeitswut ist, sondern eine
Schwäche der ruhigen Qualität des Yin (◻ Abb. 5.1).

Yin schenkt Entspannung, Ausgleich und inneren Frieden. Ist das Yin geschwächt, werden wir hyperaktiv, unruhig, können nicht abschalten, schlafen
schlecht und gönnen uns keine Pausen. Dadurch sind wir erschöpft und energielos;
die Kräfte schwinden. Trotzdem arbeiten Betroffene in dieser Phase einfach weiter,
geben alles und verausgaben sich dabei. Sie fühlen sich unentbehrlich und ignorieren
die eigenen Bedürfnisse – obwohl Körper, Seele und Geist nach Erholung schreien.

Das entspricht der 1. Kategorie der Burnout-Symptome, die der Psychologe
Matthias Burisch in seinem Buch *Das Burnout-Syndrom* beschreibt (Burisch 2010).
Im nächsten Abschnitt findest du dazu eine Übersicht.

Übersicht: Symptome der 1. Burnout-Kategorie
Burisch beschreibt unter anderem folgende Symptome:
- Hyperaktivität
- überhöhter Energieeinsatz
- Erschöpfung
- nicht abschalten können

- Unausgeschlafenheit
- Energiemangel

Im folgenden Abschnitt findest du eine Übersicht dieser Symptome aus TCM-Sicht: Darin vergleiche ich eine Yin-Schwäche mit der 1. Burnout-Kategorie laut Burisch (■ Abb. 5.2).

5

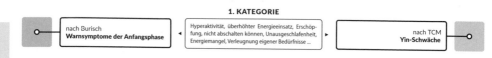

■ **Abb. 5.2**   Auf einen Blick: 1. Burnout-Phase

1. Burnout-Phase aus Sicht der TCM

Hyperaktivität und überhöhter Energieeinsatz

In der 1. Burnout-Phase ist das Yin schwach, darum fehlt die innere Ruhe. Das führt zu Hyperaktivität und überhöhtem Energieeinsatz: Betroffene haben das Gefühl, ständig etwas tun zu müssen. Ein innerer Drang scheint sie anzutreiben: Weiter, höher, schneller ist die Devise. Betroffene setzen all ihre Energie ein, erreichen aber Tag für Tag weniger, weil die ruhige innere Kraft des Yin schwindet.

Erschöpfung

Durch die Überarbeitung, die Hyperaktivität und den überhöhten Energieeinsatz sind Betroffene erschöpft und ausgebrannt. Das geschwächte Yin macht auf sich aufmerksam und fordert Erholung ein.

Nicht abschalten können

Obwohl es nun bereits höchste Zeit wäre, sich auszuruhen, zu entspannen und Ruhe zu finden, können Betroffene nicht abschalten; denn dazu braucht es die Yin-Qualität und genau diese ist schwach. Ein Teufelskreis beginnt, denn wer es nicht schafft, in diesem Zustand sein Tempo zu reduzieren, schädigt sein Yin noch mehr.

Unausgeschlafenheit

Ein gesundes Yin schenkt tiefen, erholsamen Schlaf. Ist das Yin aber geschwächt, kommt es zu Schlafstörungen: Betroffene drehen sich nachts von einer Seite zur anderen, sie sind unruhig und nervös. Am nächsten Morgen quälen sie sich unausgeschlafen aus dem Bett.

Energiemangel

Die fehlende Nachtruhe führt zu Energiemangel. Um sich vital zu fühlen, ist aus TCM-Sicht ein Gleichgewicht von Yin und Yang notwendig. Eine Yin-Schwäche bedeutet Energiemangel – auch wenn das anfangs leicht übersehen wird, weil die gesteigerte Aktivität den Mangel kaschiert.

Ruhe statt Dauerstress: Das harmonische Yin als Burnout-Prophylaxe

Wir haben gesehen: Ist das Yin geschwächt, führt das zu Hyperaktivität und Erschöpfung. Oft werden die eigenen Bedürfnisse nicht einmal mehr erkannt, man *funktioniert* nur mehr. Ein *gesundes* Yin hingegen schenkt dir innere Ruhe; es stärkt deine Fähigkeit, nach innen zu schauen, zu entspannen und erholsam zu schlafen.

Der liebevolle Blick nach innen, der Yin-Blick, lässt deine Kraftquellen sprudeln. Ein gesundes Yin bedeutet: Du gönnst dir Zeit nur für dich; du lauschst deiner inneren Stimme; du bist im positiven Sinn eigensinnig; du erkennst und achtest auf deine Bedürfnisse und du bist gewappnet gegen Stress. Denn die Ruhe des Yin hilft dir, in herausfordernden Situationen entspannt zu handeln. Menschen, die ihr Yin pflegen, bringt so leicht nichts aus der Ruhe: Sie nehmen sich die Zeit, die sie brauchen, um Wichtiges zu überdenken und zu verarbeiten; und sie gönnen sich Ruhe-Inseln, um sich gelassen zurückzuziehen, sich zu erholen, mit ihren Liebsten zu sein, zu entspannen und zu genießen.

So stärken sie ihre innere Kraft und beugen einem Burnout vor. Aber wie erkennst du, ob dein Yin ausreichend gestärkt oder bereits gefährdet ist? Im nächsten Abschnitt findest du einige Fragen zur Orientierung.

Woran erkennst du, ob dein Yin geschwächt ist?

Stell dir folgende Fragen und beantworte sie so ehrlich wie möglich, um ein Gefühl dafür zu bekommen, wie es um dein Yin bestellt ist. Du kannst auch deine Liebsten, Kolleginnen oder Verwandte bitten, die Fragen für dich zu beantworten. Der Blick von außen kann dir helfen, ein klareres Bild zu bekommen.

- Bist du oft hyperaktiv?
- Setzt du deine ganze Energie ein, um den Ansprüchen anderer gerecht zu werden?
- Bist du oft erschöpft?
- Kannst du nicht abschalten?
- Schläfst du schlecht?
- Verleugnest du deine Bedürfnisse?
- Fällt es dir schwer zu entspannen?

Wenn du die Mehrzahl dieser Fragen mit Ja beantwortest, ist dein Yin womöglich in Gefahr.

Wie kannst du dein Yin schützen?

Du kannst dein Yin unter anderem mit Qigong, Meditation und TCM-Ernährung pflegen. Vielleicht wählst du aus diesen TCM-Schätzen einen aus, der für dich besonders schön schimmert; bei mir ist das Qigong, bei jemand anderem vielleicht die Ernährung. Wie ist es bei dir? Übrigens: Du kannst jede dieser Methoden zu der Tageszeit ausführen, die am besten für dich passt. Ich mag diese Zeiten besonders:

– Qigong in der Früh,
– TCM-Mahlzeit zu Mittag,
– Meditation am Abend.

Auch in den folgenden Abschnitten empfehle ich für jede TCM-Methode eine Tageszeit. Vielleicht möchtest du es so ausprobieren? Vielleicht passt aber eine andere Zeit besser für dich. Oder du entscheidest dich für nur eine Methode – etwa Qigong? Du kannst dich ganz auf deine Intuition verlassen. Und nun öffnen wir sie, die TCM-Schatzkiste: In den folgenden Abschnitten findest du Angebote, wie du mit verschiedenen Methoden dein Yin nährst (◨ Abb. 5.3).

◈ Harmonisiere dein Yin und du pflegst deine Ruhe und Gelassenheit!

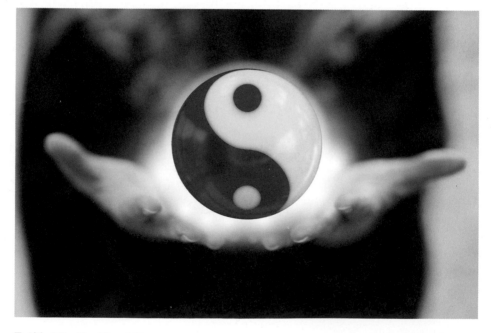

◨ **Abb. 5.3**   Das Yin schützen

So schützt du dein Yin mit Qigong in der Früh

Die Yin-Übung für die 1. Burnout-Phase

So fühlst du dich ruhig statt hyperaktiv

Die Yin-Übung nährt dein Yin und schenkt Yin-Yang-Harmonie. Die Übung bietet für die 1. Burnout-Phase gezielte Lösungs-Angebote für Körper, Seele und Geist. So kannst du selbst dafür sorgen, dass Yin und Yang in einem gesunden Verhältnis zueinanderstehen.

Wann und wie lange üben?

Am besten führst du die Übung gleich in der Früh nach dem Aufstehen ein paar Minuten lang aus. So beginnst du deinen Tag bereits mit einem Yin-Yang-Ausgleich – und stimmst Körper, Seele und Geist ein auf einen Tag voller Ruhe, Gelassenheit und innerer Kraft.

Übungsbeschreibung

- **Vorbereitung:**

Du stellst die Füße hüftbreit und parallel auf.
   Du spürst deinen Körper; du lauschst und schaust in die Ferne.

- **Körper**

Bei der 1. Übung tust du nichts weiter, als zu stehen – und zwar in der Qigong-Grundhaltung: Du stehst aufrecht und entspannt zugleich. Die Gelenke sind durchlässig – also weder durchgestreckt noch stark gebeugt.

- **Atem**

Du lässt deinen Atem frei durch die Nase ein- und ausfließen. Beim Einatmen dehnt sich dein Bauch aus, beim Ausatmen zieht er sich nach innen.

- **Vorstellung:**

Am höchsten Punkt deines Kopfes ist ein goldener Faden befestigt, der bis zum Himmel reicht. Der Faden zieht leicht nach oben: Dadurch richtet sich dein Körper sanft auf. Gleichzeitig sind deine Füße fest in der Erde verwurzelt. Dein Körper kann sich also vom Scheitelpunkt abwärts entspannen – und ist gleichzeitig aufrecht.

- **Glücks-Satz:**

Die Übung wirkt noch intensiver, wenn du sie mit dem Glücks-Satz verbindest. Dazu sprichst du während des Übens folgenden Satz aus – in Gedanken oder laut: *Ich bin ruhig und gelassen.*

■ Tipps zur Qigong-Grundhaltung:

Die Qigong-Grundhaltung ist die Basis aller Qigong-Übungen: Mit dieser Haltung beginnst und beendest du jede Übung. Darum ist es sinnvoll, die Grundhaltung immer wieder zu verfeinern – etwa mit den folgenden 6 Tipps:

1. Brustkorb, Becken und Füße sind im Lot: also übereinander ausgerichtet.
2. Deine Schultern sind entspannt.
3. Dein Nacken und Rücken sind lang und aufrecht; das Becken lässt du locker hängen: Bitte *kein* Hohlkreuz in der Qigong-Grundhaltung!
4. Dein Bauch ist locker.
5. Die Knie sind leicht gebeugt und in einer Linie mit den Füßen – also bitte nicht nach innen oder außen knicken lassen.
6. Das Gewicht ist gleichmäßig auf deinen Füßen verteilt. Achtung: Das Fuß-Gewölbe hebt sich leicht nach oben: Der Fuß knickt also *nicht* ein. Vielleicht hilft dir folgendes Bild: Unter deinem Fuß-Gewölbe bleibt Raum für eine Familie von Marienkäfern.

Vielleicht merkst du beim Üben (■ Abb. 5.4), dass sich ein leichtes Lächeln in deinem Gesicht ausbreitet? Oder dass die Zunge den oberen Gaumen berührt? Wunderbar! Denn das sind Zeichen dafür, dass du einen besonderen Zustand erreicht hast: Du bist locker und aufmerksam zugleich. Im Qigong nennen wir das den Song-Zustand: Du bist hellwach und entspannt zugleich; die Lebens-Energie, das Qi, fließt frei und nährt jede Zelle deines Körpers. Diese Übung kannst du dir auch als Video ansehen (■ Abb. 5.4, Video 1!)

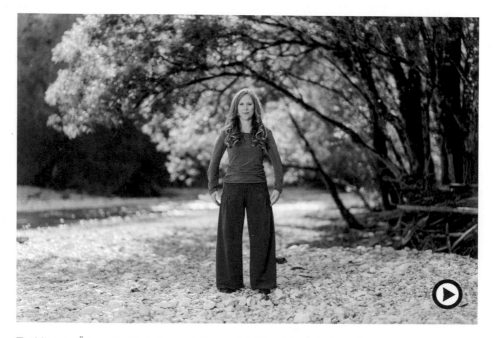

■ Abb. 5.4   Übung für die 1. Burnout-Phase: „Ich bin ruhig und gelassen"
(▶ https://doi.org/10.1007/000-794) (Video 1)

Nachwirken lassen

Idealerweise gönnst du dir nach dem Üben ein wenig Zeit nur für dich. Du kannst dich etwa eine Weile hinlegen, in das Sofa kuscheln, einen Tee trinken oder aus dem Fenster schauen. So wirken die Übungen noch intensiver und du stärkst deine Lebensenergie, dein Qi, noch mehr.

Wirkung

- **Psyche:**

Die 1. Burnout-Phase ist mit belastenden Glaubenssätzen verbunden, wie etwa: *Ich muss alles perfekt machen*! Das wirkt wie eine selbsterfüllende Prophezeiung: Je öfter du so denkst, desto mehr prägt sich der Satz in dein Hirn ein und wird für dich Realität. Dir diese Gedanken zu verbieten, hilft aber leider nichts: Das ist, als würdest du dich zwingen, *nicht* an eine Zitrone zu denken. Woran denkst du jetzt? Vermutlich an eine Zitrone!

Aber es ist möglich, negative Gedanken zu vertreiben: Du kannst sie durch positive ersetzen. Dazu bieten sich Sätze an, die dir Kraft schenken und dich unterstützen. Ich nenne diese Sätze *Glücks-Sätze*. Der Gedanke *Ich bin ruhig und gelassen* lenkt deine Aufmerksamkeit dorthin, wo du sie brauchst: auf deine Stärken. Und zwar genau die, die dir in der 1. Burnout-Phase helfen können!

- **Körper:**

Der schönste Glücks-Satz bleibt wirkungslos, wenn deine Körperhaltung dem Inhalt widerspricht – etwa, wenn du mit angespannten Schultern sagst: *Ich bin entspannt*. Bei der Yin-Übung nimmst du daher eine Körperhaltung ein, die Ruhe und Gelassenheit ausdrückt; das signalisiert sowohl deiner Umwelt als auch deinem Gehirn, dass du tatsächlich gelassen bist. Dadurch wird für Körper, Seele und Geist mit jedem Üben dein Glücks-Satz mehr und mehr Realität: *Ich bin ruhig und gelassen*.

- **Atem:**

Die Übung vertieft deine Atmung, dadurch tankst du frische Energie.

- **Energie:**

Durch diese Übung pflegst du den Meridian *Ren-Mai*; diese Energie-Leitbahn wird *Mutter aller Yin-Meridiane* genannt. Wie der Beiname vermuten lässt, pflegt der Meridian das Yin und harmonisiert gleichzeitig den Yin/Yang-Haushalt. Durchs Üben können sich Blockaden lösen: Frische Energie durchströmt den Meridian. Du harmonisierst dadurch wichtige Akupressur-Punkte auf dem Meridian und pflegst so dein Yin. Ein gesundes Yin schenkt:

- Ruhe,
- Entspannung,
- Gelassenheit,
- Harmonie,
- innere Kraft und
- erholsamen Schlaf.

■ **Allgemein:**

Bei der Übung sind Körperhaltung, Bewegung, Atem, Qi (Lebens-Energie), Vorstellungskraft und Gedanken (Glücks-Satz) harmonisch aufeinander abgestimmt, sodass die Übung ganzheitlich und intensiv bis in die Tiefe wirkt.

❯ Mit der Yin-Übung in der Früh stimmst du dein Unbewusstes ein auf einen Tag voller innerer Ruhe und Erholung!

Wie du deinen Tag beginnst, färbt die Stimmung bis zum Abend. Übrigens: Nach Qigong in der Früh tut ein warmes Frühstück besonders gut, etwa ein Brei oder eine Suppe. Laut TCM pflegst du damit dein Qi, deine Lebens-Energie. Auch mittags kannst du mit gesunder – und schmackhafter – Ernährung dein Qi pflegen. Im nächsten Abschnitt findest du einige TCM-Ernährungs-Tipps von Katharina Ziegelbauer sowie ein TCM-Rezept von Gerlinde Winkler. Vielleicht bereitest du dir ein köstliches TCM-Mittags-Essen zu?

So schützt du dein Yin mit einer TCM-Mahlzeit zu Mittag

Ich habe die TCM-Ernährungs-Expertin Katharina Ziegelbauer interviewt. Hier findest du den Interview-Ausschnitt mit ihren Tipps zum Yin-Stärken.

■ ■ *Angela Cooper:*

Die 1. Burnout-Phase ist geprägt von Hyperaktivität, erhöhtem Energieeinsatz und gleichzeitig Erschöpfung. Das entspricht einer eine Yin-Schwäche. Hättest du da Ernährungs-Tipps?

■ ■ *Katharina Ziegelbauer:*

Um das Yin zu stärken, kann man vermehrt bestimmte Nahrungsmittel essen: Mineralstoffreiches Getreide wie Hirse, Amaranth oder Quinoa oder auch Vollkornreis, weil die nach TCM speziell das Yin stärken. Dasselbe gilt für Hülsenfrüchte, wobei ich dazusagen muss: Bitte immer auf die Verdauung achten, weil das nur etwas bringt, wenn man diese Nahrung auch gut verdauen kann. Und mit Hülsenfrüchten haben nicht zu wenige Menschen Probleme: Man muss sich einmal daran gewöhnen. Aber wenn man sie gut verträgt, dann sind Linsen, Kichererbsen und Bohnen und so weiter sehr gut für das Yin. Ebenso Samen und Kerne. Schwarzer Sesam zum Beispiel gilt in der TCM als Geheimmittel, um das Yin und die Nieren zu stärken. Aber auch Sonnenblumenkerne und andere Samen und Kerne sind da sehr gut. Was ich bei Yin-Mangel meiden würde, sind scharfe, erhitzende Gewürze, weil diese uns noch mehr anstacheln. Dazu gehören Pfeffer, Chili, Knoblauch, aber auch Ingwer oder Zimt. Auch die gelten als erhitzend in der TCM. Und bei Yin-Mangel sollten wir eher schauen, uns sanft zu kühlen, thermisch neutral zu ernähren und nicht zu stark zu erhitzen, weil die Hitze das Yin „verbrennt", wenn wir zu viel davon haben.

Katharina Ziegelbauer bietet Ernährungsberatung nach TCM an. Sie hat eine Praxis in Wien und bietet Online-Beratung und -Kurse an. Außerdem hat sie bereits mehrere Fachbücher zur TCM-Ernährung geschrieben. ► https://www.ernaehrungsberatung-wien.at/

❯ Mit mineralstoffreichem Getreide stärkst du dein Yin!

Vielleicht motivieren dich Katharinas Tipps, dir eine gesunde und gleichzeitig schmackhafte Mahlzeit zu kochen? Im nächsten Abschnitt findest du ein TCM-Rezept von Gerlinde Winkler, TCM-Energetikerin.

Kartoffel-Mangold-Gratin

TCM-Rezept zum Yin-Nähren von Gerlinde Winkler[1]

Zutaten
- 6–7 große Kartoffeln
- Mangold, geputzt ca. 800 g
- 1 Knoblauchzehe
- 1/8l Gemüsebrühe
- 2 EL Pinienkerne
- 100 ml Sahne
- Muskatnuss, Knoblauchpulver, Pfeffer, Salz
- ca. 100 g Parmesan
- Butterflöckchen

Zubereitung
- 6–7 große Kartoffeln schälen, in 0,5–1 cm dicke Scheiben schneiden und mit etwas Öl beträufeln.
- Auflaufform ölen.
- Mangold waschen, dicke Blattenden entfernen und in Streifen schneiden, mit 1 gehackter Knoblauchzehe und etwas Pfeffer in 1/8l Gemüsebrühe kurz überdünsten.
- 2 EL Pinienkerne grob hacken und zum Mangold geben, salzen.
- Kartoffelscheiben und Mangold in Streifen in die Auflaufform schichten.
- 100 ml Sahne mit geriebener Muskatnuss, 1 Prise Knoblauchpulver, etwas Pfeffer und Salz würzen, Mangold und Kartoffeln übergießen, geriebenen Parmesan drüberstreuen, ein paar Butterflöckchen darauf verteilen und alles bei 190° im Backrohr etwa 45 min goldbraun backen, bis die Kartoffeln gar sind.

---

1 Anmerkung von Gerlinde Winkler: Dieses Rezept ist speziell zum beschriebenen Energiezustand kreiert und nährt das Yin und unterstützt die Harmonisierung von Yin und Yang. Die Wirkung ergibt sich sowohl durch die aufeinander abgestimmten Zutaten und Gewürze als auch durch die Zubereitungsarten in den einzelnen Schritten. Um die optimale Wirkung zu genießen, empfiehlt es sich daher, auch die Details in der Zubereitung zu beachten. Mengenangaben für ca. 4 Portionen. Dieses vegetarische Rezept kann mit Leichtigkeit vegan zubereitet werden: einfach statt Sahne, Butter und Parmesan die entsprechenden veganen Produkte verwenden.

5

Gerlinde Winkler ist Qigong-Lehrerin, Heilmasseurin und Energetikerin mit dem Schwerpunkt auf TCM. Sie hat eine Praxis in Braunau. ▶ https://www.institut-lebensart.at/

Ich hoffe, du genießt diese Mahlzeit nach Gerlindes TCM-Rezept. So ein qi-reiches Essen nährt deine Lebens-Energie – sei es morgens, mittags oder abends. Vielleicht gönnst du dir daher sogar drei warme Mahlzeiten am Tag – wie es die TCM empfiehlt?

Eine weitere Möglichkeit, dein Qi zu pflegen ist *stilles Qigong*; dabei bist du äußerlich ruhig: Du sitzt, stehst oder liegst. Die Bewegung findet innerlich statt – in der Vorstellung. Im nächsten Abschnitt findest du eine Übung aus dem stillen Qigong: Die Yin-Meditation. Du kannst sie jederzeit ausführen, wenn du dich nach Ruhe sehnst. Besonders lege ich sie dir für den Abend ans Herz: Denn die Meditation kann dich unterstützen, entspannt einzuschlafen.

So schützt du dein Yin mit Meditation am Abend

Diese Meditation schützt dein Yin (◘ Abb. 5.5). Du kannst sie zu jeder Tageszeit ausführen, allerdings brauchst du ein paar Minuten Ruhe dafür. Besonders geeignet ist sie für den Abend: einfach einige Minuten lang vor dem Einschlafen ausführen – wenn du magst, sogar im Bett. Wenn du dabei einschläfst: wunderbar! Das pflegt dein Qi.

◘ **Abb. 5.5** Die Yin-Meditation – die Abendsonne wärmt dich

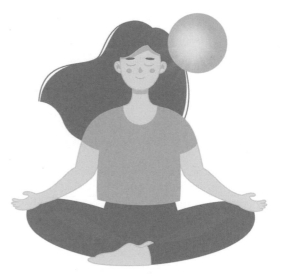

YIN-MEDITATION

Vorstellung:

Du sitzt am Meer und genießt die letzten goldenen Sonnenstrahlen des Abends. Die Sonne taucht langsam ins funkelnde Wasser. Jede Pore der Vorderseite deines Körpers öffnet sich; sanftes Sonnenlicht strömt über die Haut ein und breitet sich im ganzen Körper aus. Atem frei fließen lassen!

Yin-Meditation

- **Körper/Bewegung:**
Du stehst oder sitzt aufrecht in der Qigong-Grundhaltung oder du liegst am Rücken.

- **Atem:**
Du lässt deinen Atem frei durch die Nase ein und ausströmen. Dein Bauch dehnt sich beim Einatmen sanft aus, beim Ausatmen zieht er sich wieder sanft nach innen.

- **Vorstellung:**
Du sitzt am Meer und genießt die letzten goldenen Sonnenstrahlen des Abends. Die Sonne scheint langsam ins funkelnde Wasser zu tauchen. Jede Pore der Vorderseite deines Körpers öffnet sich; sanftes Sonnenlicht strömt über die Haut ein und breitet sich im ganzen Körper aus.

Abschluss: Das sanfte Licht strömt zum Unterbauch, wo es sich im Dantian sammelt – im Energie-Zentrum unterhalb deines Nabels.

> Meditieren vor dem Einschlafen wirkt aufs Unbewusste – die ganze Nacht hindurch. Die Yin-Meditation pflegt die Yin-Qualitäten – etwa Ruhe und innere Kraft.

Nun hast du einige Möglichkeiten entdeckt, wie du dein Yin nähren kannst: von der Früh (Qigong) über Mittag (TCM-Mahlzeit) bis zum Abend (Meditation). Fühl dich frei, diese Anregungen an dein Leben anzupassen. Vielleicht gönnst du dir lieber in der Früh die Meditation und übst dafür am Abend Qigong – weil du danach besonders schön träumst? Oder du möchtest nur Qigong üben, aber nicht meditieren?

Hier gilt nur eine Regel: Richtig ist, was dir guttut! Übrigens: Die Schätze der TCM zu heben, braucht nicht immer viel Zeit; im nächsten Abschnitt findest du Tipps, wie du immer wieder *zwischendurch* dein Yin pflegst – in wenigen Minuten!

So schützt du dein Yin zwischendurch

Hier gibt es einen weiteren Blick in die TCM-Schatzkiste; steck dir ein paar funkelnde Steinchen in die Hosentasche und hol sie heraus, wenn du gerade einen kleinen Energie-Schub brauchst: Um die folgenden Anregungen umzusetzen, brauchst du meist nur wenige Minuten; du kannst die Übungen locker in deinen Alltag integrieren und so zwischendurch Energie sammeln und gleichzeitig dein Yin nähren.

Die Kraft der Selbstheil-Massage: Ren-Mai

Du kannst diese Massage immer wieder zwischendurch ausführen, wenn du gerade etwas Entspannung brauchst. Dazu kannst du stehen, sitzen oder liegen.

Du streichst mit Mittel- und Zeigefinger beider Hände sanft vom Unterbauch über die vordere Mittellinie deines Körpers bis knapp unterhalb des Mundes (siehe ◘ Abb. 5.6). Anschließend lässt du die Hände bis zum Unterbauch sinken. Die Handteller schauen dabei zum Körper und halten etwa eine Faustbreit Abstand zum Körper. Dreimal wiederholen – oder so oft, wie du es gerade brauchst; du kannst dich ganz auch dein Gefühl verlassen.

Übrigens: Du brauchst für die Massage nicht den genauen Verlauf des Meridians kennen. Es reicht, wenn du großflächig über den jeweiligen Bereich streichst.

Tipp: Leg bei der Massage deine Hand satt auf und spür deinen Körper: etwa die Haut, die Muskeln und die Knochen.

Ren-Mai

> Der Meridian entspringt am Damm und verläuft über die vordere Mittellinie des Körpers bis zur Unterlippe. Er ist mit allen Yin-Meridianen verbunden.

❯ Gut fürs Yin: Ren-Mai massieren!

◘ **Abb. 5.6**   Ren-Mai

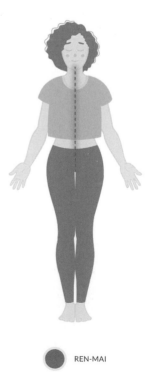

REN-MAI

Die Kraft der Akupressur: Ren-Mai 9

Diese Akupressur unterstützt dich dabei, dich zu entspannen und dein Yin zu pflegen. Besonders wohltuend ist die Akupressur, wenn du sie immer wieder zwischendurch ausführst. Du kannst dabei sitzen, stehen oder liegen. Du massierst sanft pulsierend mit beiden Daumen den Akupressur-Punkt *Ren-Mai 9* – drei tiefe Atemzüge lang, oder solange es dir im Moment guttut. *Ren-Mai 9* befindet sich auf der Mittellinie deines Bauches, ein Cun (= eine Daumenbreite) oberhalb deines Nabels (◘ Abb. 5.7).

❯ Gut fürs Yin: *Ren-Mai 9* massieren!

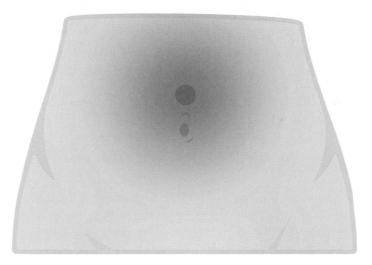

REN-MAI 9

AKUPRESSUR FÜR DEIN
YIN

Mit beiden Daumen sanft
pulsierend massieren.

◘ **Abb. 5.7** Ren-Mai 9 massieren für dein Yin

Die Kraft der Farben: gedämpfte, sanfte, dunkle Farben

In der TCM weiß man schon lange um die Kraft der Farben. Auch die Wissenschaft bestätigt, was viele von uns intuitiv erfahren: Farben wirken auf Psyche und Körper. In der TCM gilt: Sanfte, gedämpfte, dunkle Farben nähren dein Yin. Du kannst diese Farben bewusst einsetzen, um dein Yin zu nähren, etwa indem du

- ab und an die Aufmerksamkeit auf sanfte Farben lenkst, oder auf ein angenehm gedämpftes Licht,
- kurz vor oder während der Dämmerung spazieren gehst und das sanfte Licht genießt,
- dich ab und an in diesen Farben kleidest: zum Beispiel einen dunkelblauen Schal trägst,
- dunkle Lebensmittel isst, zum Beispiel Spinat,
- Akzente in deiner Wohnung setzt: zum Beispiel eine dunkelgrüne Vase auf den Tisch stellst,
- zwischendurch ein paar Atemzüge lang die Augen schließt und dir vorstellst, du wärst von Kopf bis Fuß in ein sanftes, gedämpftes Licht gehüllt.

❯ Gut fürs Yin: Zwischendurch die Aufmerksamkeit auf beruhigende, gedämpfte Farben lenken!

Die Kraft der gesunden Gewohnheiten

Auch kleine Änderungen haben große Wirkung! Vielleicht findest du unter den folgenden Anregungen ein paar, die du gerne regelmäßig umsetzt. Denn Gewohnheiten haben große Kraft! So harmonisierst du dein Yin im Alltag:

- Ausreichend Pausen gönnen.
- Die Aufmerksamkeit nach innen richten.
- Der inneren Stimme lauschen.
- Im positiven Sinn eigensinnig sein: auf deine Bedürfnisse achten und für sie einstehen.
- Noch vor dem Aufstehen an Momente erinnern, als du dich ruhig und kraftvoll zugleich fühltest.

❯ Gut fürs Yin: Ausreichend Pausen gönnen!

Die Kraft der Gedanken: Glücks-Sätze

In der 1. Burnout-Phase plagen einen oft negative Glaubens-Sätze, die zu Hyperaktivität und Erschöpfung führen. Nährst du dein Unbewusstes regelmäßig mit positiven Gedanken, ersetzen diese nach und nach die negativen Glaubens-Sätze. In der 1. Phase unterstützen dich Gedanken, die dir Ruhe, Entspannung, Gelassenheit und innere Kraft schenken. Du kannst diese Glücks-Sätze immer wieder zwischendurch laut oder leise aussprechen. Hier findest du ein paar Angebote für dein Yin. Viele der Glücks-Sätze ähneln einander: Nur einzelne Worte variieren; das ist wichtig, denn für jeden Menschen passt eine andere Formulierung. Meine Empfehlung: Lies dir die Sätze in Ruhe durch und nimm wahr, wie du dich dabei fühlst. Berührt dich ein Satz besonders? Dann sprich diesen untertags mehrmals laut aus – etwa während du kochst, von der Arbeit heimgehst oder Qigong übst – als dein persönliches Mantra.

Oder tauchen beim Lesen andere Glücks-Sätze in dir auf? Wunderbar: Besonders kraftvoll sind unterstützende Sätze, die du selbst formulierst! Viel Freude beim Entdecken deiner persönlichen Glücks-Sätze! Hier ein paar Anregungen:

- Ich bin ruhig.
- Ich bin gelassen.
- Ich bin friedlich.
- Ich bin entspannt.
- Ich stehe aufrecht.
- Ich bin aufrecht und zentriert.
- Ich bin ruhig und kraftvoll zugleich.
- Ich bin voller Ruhe und innerer Kraft.
- Ich spüre meine innere Kraft
- Ich bin entspannt.
- Ich stehe aufrecht, verbunden mit Himmel und Erde zugleich.
- Ich genieße meine innere Ruhe.
- Ich spüre die Kraft des Yin.
- Ich öffne mich für die Energie des Yin.
- Mein Yin ist gesund.
- Yin und Yang sind in Harmonie.

❯ Gut fürs Yin: Gedanken, die dir Ruhe schenken!

So schützt du dein Yin mit Hilfe von außen

Auch hier gilt das Yin-Yang-Prinzip. Das Yin-Prinzip besagt: Gönn dir Hilfe von *innen* – also tu dir *selbst* Gutes, etwa mit Qigong oder der Selbstheil-Massage. Das Yang-Prinzip besagt: Gönn dir Hilfe von *außen*, also von *anderen*. Falls du im Burnout steckst, ist es sehr heilsam, wenn du Hilfe von dir nahestehenden Menschen erhältst, sei es von der liebevollen Freundin, dem unterstützenden Kollegen oder dem achtsamen Bruder. Aber auch Hilfe von außenstehenden Menschen ist wichtig: So können dich etwa eine TCM-Ärztin oder ein Psychologe unterstützen, dein Yin wieder zu stärken.

Wie erkennst du, dass dein Yin wieder gesund ist?

Wenn sich dein Yin erholt, schenkt es dir Ruhe, Gelassenheit und innere Kraft. Sobald du folgende Fragen großteils mit *Ja* beantwortest, ist dein Yin vermutlich gesund und Yin und Yang sind im Gleichgewicht.

- Fühle ich mich ruhig, auch wenn gerade viel los ist?
- Bleibe ich auch unter Stress gelassen?
- Schlafe ich gut?
- Fühle ich mich nach dem Aufwachen erholt?
- Schaffe ich es, auch in herausfordernden Situationen tief durchzuatmen?
- Achte ich auf meine Bedürfnisse und nehme sie ernst?
- Kann ich mich nach einer Aufregung wieder tief entspannen?

Fazit: 1. Kategorie – Yin-Schwäche

Die Symptome der 1. Kategorie entsprechen einer Yin-Schwäche. Wenn du die beschriebenen Symptome bei dir erkennst, ist es laut TCM wichtig, dein Yin zu nähren sowie Yin und Yang auszugleichen, etwa mit der Yin-Übung für die 1. Burnout-Phase. Gönn dir außerdem Hilfe von anderen! Je früher du dir Zeit für dich und deine Gesundheit nimmst, desto wirkungsvoller! Ideal wäre es, dein Yin-Yang-Gleichgewicht zu pflegen, *bevor* es aus der Balance kommt.

Wie geht es weiter?

Yin und Metall Harmonie

Schaffst du es mit Qigong oder anderen Methoden, dein Yin zu stärken und das Yin-Yang-Gleichgewicht wieder herzustellen, wirkt sich das laut TCM positiv aufs Metall-Element aus – und zwar über den Lungen-Funktionskreis, der zum Metall-Element gehört. Denn der Lungen-Funktionskreis braucht die wohltuende Feuchtigkeit, die mit einem gesunden Yin einhergeht (◻ Abb. 5.8).

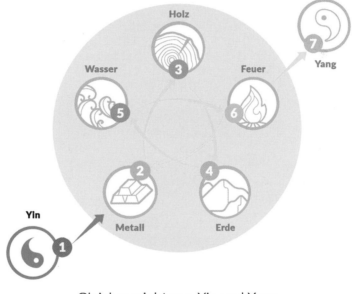

TCM-BURNOUT-PROPHYLAXE
NACH ANGELA COOPER

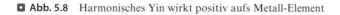

Gleichgewicht von Yin und Yang
und des Kontroll-Zyklus der 5 Elemente

◻ **Abb. 5.8** Harmonisches Yin wirkt positiv aufs Metall-Element

Yin und Metall im Ungleichgewicht

Bleibt die Yin-Schwäche aber bestehen, führt das neben Unruhe und Schlaflosigkeit auch zu Trockenheit im Körper. Diese wiederum schwächt laut TCM den Lungen-Funktionskreis und dadurch das Metall-Element. Ein gestörtes Metall läutet bereits die 2. Burnout-Phase ein (◘ Abb. 5.9).

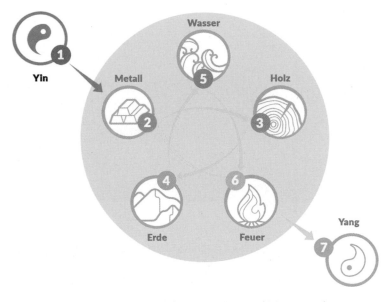

TCM-BURNOUT-MODELL
NACH ANGELA COOPER

Ungleichgewicht von Yin und Yang und
des Kontroll-Zyklus der 5 Elemente

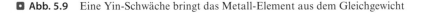

◘ **Abb. 5.9**   Eine Yin-Schwäche bringt das Metall-Element aus dem Gleichgewicht

Literatur

Zitierte Literatur

Burisch M (2010) Das Burnout-Syndrom – Theorie der inneren Erschöpfung. Springer, Berlin/Heidelberg

Weiterführende Literatur

Kaptchuk TJ (2010) Das große Buch der chinesischen Medizin: Die Medizin von Yin und Yang in Theorie und Praxis. Knaur-Taschenbuch, München

2. Burnout-Phase: Trauer, fehlende Wertschätzung, Abgrenzung – Metall-Ungleichgewicht

Inhaltsverzeichnis

Ergänzende Information Die elektronische Version dieses Kapitels enthält Zusatzmaterial, auf das über folgenden Link zugegriffen werden kann [https://doi.org/10.1007/978-3-662-63479-0_6]. Die Videos lassen sich durch Anklicken des DOI Links in der Legende einer entsprechenden Abbildung abspielen, oder indem Sie diesen Link mit der SN More Media App scannen.

Fallbeispiel: Susanne B., Sozialarbeiterin, zieht sich zurück

Der Wecker läutet. Susanne gräbt sich tiefer in die Kissen. Ihre Nase ist verstopft, sie bekommt kaum Luft und spürt einen Druck auf der Brust, als laste ein Stein darauf. Wozu aufstehen? Wozu arbeiten? Über Jahre hinweg hat sie voller Idealismus alles gegeben, um den jungen Frauen zu helfen, die sie in der WG betreut. Aber die Jugendlichen blieben unordentlich und faul. Susanne möchte inzwischen am liebsten gar nichts mehr zu tun haben mit „diesen Gören", die ihr Engagement offensichtlich nicht zu schätzen wissen.

Sie habe endlich gelernt, sich abzugrenzen, tröstet sie eine Bekannte. Sie selbst aber peinigt das Gefühl, ihre Ideale verraten und die Verbindung zu den Mädchen verloren zu haben. Einerseits ist sie darüber traurig, andererseits zieht sie sich jeden Tag mehr und mehr von den Mädchen zurück: Sie spürt, wie neben Enttäuschung auch Zynismus in ihr auftaucht. Anfangs träumte sie davon, den Mädchen zu zeigen, wie sie sich selbst schätzen und ihren Wert erkennen könnten. Sie liebte den Kontakt zu den jungen Frauen, den Austausch.

Sie erinnert sich an ihre erste Aufgabe in der WG: Sie half einer der Bewohnerinnen, eine Lehrstelle zu bekommen. Wie glücklich sie beide waren! Aber was hat es gebracht? Inzwischen hat die Jugendliche ihren Job verloren und auch noch zu trinken begonnen; eine neue Stelle ist nicht in Sicht.

Susannes Kehle verkrampft sich. Ab jetzt wird sie nichts mehr an sich heranlassen! Sollen die Mädchen doch selbst auf sich schauen! Offensichtlich wollen sie es so. *Diese verzogenen Tussis glauben wohl, sie wären die einzigen, die Probleme haben!* Mit diesem Gedanken zieht sie sich die Decke über den Kopf und beschließt, heute zu Hause zu bleiben.

2. Burnout-Phase: Metall-Ungleichgewicht

Susannes Idealismus zerbricht an dem, was sie täglich bei der Arbeit erlebt. Sie hat das Gefühl, sie müsse sich von ihrer Umwelt distanzieren, um nicht von Trauer überwältigt zu werden. Sie flüchtet in Zynismus. Das ist typisch für die zweite

TCM-BURNOUT-MODELL
NACH ANGELA COOPER

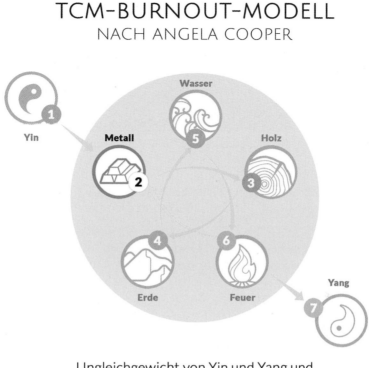

Ungleichgewicht von Yin und Yang und
des Kontroll-Zyklus der 5 Elemente

◘ Abb. 6.1 2. Burnout-Phase: Metall-Ungleichgewicht

Burnout-Phase, die mit einem Metall-Ungleichgewicht einhergeht (◘ Abb. 6.1). Denn ein harmonisches Metall-Element schenkt dir gesunden Selbstwert und die Fähigkeit, andere wertzuschätzen: So hat Zynismus keine Chance. Außerdem gehst du spielerisch mit Grenzen um, wenn dein Metall-Element ausgeglichen ist. Bei einem Metall-Ungleichgewicht hingegen verhärten sich diese Grenzen. Betroffene ziehen sich zurück: Das beginnt meist mit emotionalem Abstand von Kolleginnen und Klientinnen; später schwindet auch der Austausch mit Freundinnen, Bekannten und der Familie. Das wirkt auf andere zynisch und kalt: So verhärten sich die Grenzen zu den Mitmenschen noch mehr, was wiederum das Metall-Element schädigt. Statt den erhofften Schutz zu bieten, führt dieser Rückzug einerseits zu Distanz zu anderen, andererseits auch zu Abstand *zu sich selbst*: Man hat das Gefühl, sich selbst verloren zu haben, sich selbst fremd zu sein. Auch der Selbstwert schwächelt bei einem Metall-Ungleichgewicht. So entsteht Abhängigkeit von der Anerkennung anderer; bleibt diese aber aus, bauen Betroffene enttäuscht noch härtere Grenzen zu ihrer Umwelt auf.

Oft verändert sich in der zweiten Phase auch die Einstellung zur Arbeit. Während anfangs der Wert der Arbeit vielleicht sogar übertrieben betont wurde, sehen Menschen in dieser Phase den Job als Belastung: Der idealistischen Überhöhung folgt Ernüchterung – ja Überdruss! Wo früher der Wunsch zu helfen im Vordergrund

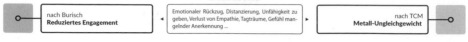

◩ **Abb. 6.2**   Auf einen Blick: 2. Burnout-Phase

stand, ist es nun ausschließlich die Bezahlung – Geld wird dem Metall-Element zu-geordnet: Eine übertriebene Betonung des Materiellen deutet auf ein Metall-Un-gleichgewicht hin. Schenkt die Arbeit weder Sinn, Zufriedenheit noch Anerkennung, drohen Enttäuschung, Trauer und Zynismus – diese wiederum bedrohen das Me-tall-Element. Oft schwindet die Empathie und man wird unfähig zu geben. All das erinnert an die Symptome, die der Psychologe Matthias Burisch in der zweiten Burn-out-Kategorie beschreibt. Im Folgenden findest du dazu eine Übersicht.

> **Übersicht: Symptome der zweiten Burnout-Kategorie**
> Burisch beschreibt in seinem Buch *Das Burnout-Syndrom* (2010) unter anderem fol-gende Symptome:
> – Emotionalen Rückzug
> – Distanzierung
> – Unfähigkeit zu geben
> – Verlust von Empathie
> – Tagträume
> – Gefühl mangelnder Anerkennung

Im folgenden Abschnitt findest du eine Übersicht dieser Symptome aus TCM-Sicht: Darin vergleiche ich ein Metall-Ungleichgewicht mit der zweiten Burnout-Kategorie. ◩ Abb. 6.2

2. Burnout-Phase aus TCM-Sicht

Emotionaler Rückzug und Distanzierung

In der TCM werden Grenzen mit dem Metall-Element assoziiert – symbolisiert durch einen Zaun aus Metall. Ist dein Metall-Element im Gleichgewicht, gehst du spielerisch mit Grenzen um: Du bist von Natur aus offen, aber grenzt dich ab, wenn es notwendig ist – auf eine natürliche und gesunde Art. Dadurch fühlst du dich sicher und musst dich nicht übermäßig emotional zurückziehen. Menschen mit einem Metall-Ungleichgewicht hingegen grenzen sich unter Stress eisern ab: Sie distanzieren sich von anderen, weil sie darin die einzige Möglichkeit sehen, sich zu schützen. Stattdessen verletzen sie damit aber ihr ohnehin gefährdetes Metall-Element umso mehr.

Verlust von Empathie, Unfähigkeit zu geben

Wie oben beschrieben, führt ein Metall-Ungleichgewicht zu stahlharten Grenzen: Durch die innerliche Distanz sind Betroffene nicht mehr fähig, andere zu unterstützen, ihnen zu helfen oder mit ihnen mitzufühlen. Ein weiteres Zeichen eines Metall-Ungleichgewichts ist der Verlust des Selbstwertes: Dadurch haben Betroffene das Gefühl, sie hätten nichts zu geben – als müssten sie das Wenige zurückhalten, das ihnen an Kostbarem bleibt.

Tagträumen

Sich zurückzuziehen, ist eine gesunde Qualität des Metall-Elements. Denn das Metall wird in der Fünf-Elemente-Lehre mit dem Herbst assoziiert: Zeit der Ruhe nach der Ernte. An den Ofen gekuschelt Tee zu trinken und vor sich hinzuträumen, kann erholsam sein. Beim Metall-Ungleichgewicht führen Tagträume aber in eine zerstörerische Richtung: Sie verleiten dazu, den Kontakt zur Außenwelt zu verlieren.

Gefühl mangelnder Anerkennung

Das alte Piktogramm fürs Metall-Element symbolisiert Gold. Ein gesundes Metall-Element bedeutet daher: Du erkennst dein inneres Gold – das Kostbare in dir. Du hast ein gesundes Selbstwertgefühl und fühlst dich liebevoll verbunden mit dir. Ebenso erkennst du das Gold in deinen Mitmenschen: Du bist liebevoll verbunden mit deiner Umwelt; du schätzt deine Mitmenschen. Ist das Metall-Element aber im Ungleichgewicht, erkennt man den eigenen Wert nicht; dadurch wird man abhängig von der Anerkennung anderer. Gleichzeitig fällt es einem Metall-Ungleichgewicht-Typ schwer, andere wertzuschätzen. In der Folge schenken ihm die Mitmenschen ebenfalls weniger Anerkennung – worunter er leidet. Ein Teufelskreis beginnt.

Austausch statt Abgrenzung: Das gesunde Metall-Element als Burnout-Prophylaxe

Wir haben gesehen: Ist das Metall-Element gestört, führt das zu Trauer, Abgrenzung, Distanz und Zynismus. Ein *gesundes* Metall-Element hingegen fördert deine Fähigkeit, das Wertvolle in dir und deinen Mitmenschen zu erkennen, dich mit deinen Mitmenschen liebevoll auszutauschen, mit freundlichem Selbstmitgefühl deine Grenzen und die deiner Mitmenschen wahrzunehmen und zu achten. Du bist innerlich gestärkt und kannst einem Burnout entgegenwirken.

Mit dem gesunden Metall-Element werden unter anderem folgende Themen assoziiert: liebevolle Verbindung, Austausch, Wertschätzung, Freiheit und Klarheit. So kann ein harmonisches Metall-Element als Burnout-Prophylaxe dienen. Aber woher weißt du, ob dein Metall im Gleichgewicht ist oder nicht? Darum geht es im nächsten Abschnitt.

Woran erkennst du, ob dein Metall gefährdet ist?

Stell dir folgende Fragen und beantworte sie so ehrlich wie möglich, um ein Gefühl dafür zu bekommen, wie es um dein Metall-Element bestellt ist. Du kannst auch deine Liebsten, Kolleginnen oder Verwandte bitten, die Fragen für dich zu beantworten. Der Blick von außen kann dir helfen, ein klareres Bild zu bekommen.

- Bist du oft traurig?
- Fällt es dir schwer, in stressigen Zeiten tief durchzuatmen?
- Leidest du unter Atemproblemen?
- Leidest du oft unter Erkältungen?
- Hast du den Eindruck, du müsstest dich ständig abgrenzen?
- Hältst du manchmal Distanz zu deinen Mitmenschen, um dich vor Trauer zu schützen?
- Fühlst du dich manchmal wertlos?
- Sehnst du dich nach mehr Anerkennung?
- Schützt du dich vor Trauer und Enttäuschung durch Zynismus?
- Fällt es dir unter Stress schwer, deine Mitmenschen wertzuschätzen?
- Hast du das Bedürfnis, dich immer mehr zurückzuziehen von deinen Mitmenschen?
- Fühlst du dich unter Belastung unfrei und eingegrenzt?

Wenn du die Mehrzahl dieser Fragen mit *Ja* beantwortest, ist dein Metall womöglich aus dem Gleichgewicht geraten.

Wie kannst du dein Metall-Element schützen?

Du kannst dein Metall-Element mithilfe der TCM pflegen – etwa mit Qigong, TCM-Ernährung und Meditation (◨ Abb. 6.3).

Meine Lieblings-Zeiten sind:

— Qigong in der Früh,
— TCM-Mahlzeit zu Mittag und
— Meditation am Abend.

Aber auch andere Übungszeiten sind möglich: Eine Kollegin von mir übt Qigong zum Beispiel am liebsten direkt vorm Schlafengehen. In den folgenden Abschnitten findest du Vorschläge, wie du mit verschiedenen TCM-Methoden dein Metall-Element pflegst: von früh bis abends!

❯ Harmonisiere dein Metall-Element und du pflegst deine Verbindung zu dir und anderen!

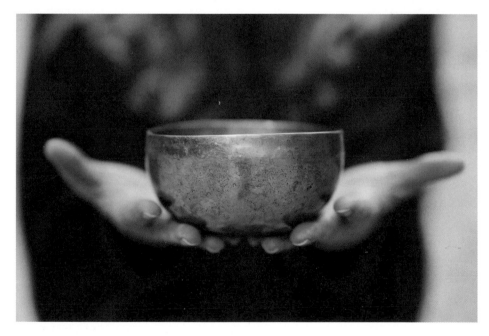

◨ **Abb. 6.3**   Das Metall-Element schützen

So schützt du dein Metall-Element mit Qigong in der Früh

Die Gold-Übung für die 2. Burnout-Phase

So fühlst du dich anerkannt statt abgewertet

Die Gold-Übung harmonisiert dein Metall-Element; sie bietet für die zweite Burnout-Phase gezielte Lösungsangebote für Körper, Seele und Geist.

Wann und wie lange üben?

Um dein Metall-Element zu schützen, führst du die Übung am besten gleich in der Früh nach dem Aufstehen jeweils dreimal aus. So beginnst du den Tag bereits mit einem liebevollen Gedanken.

Übungsbeschreibung

- **Vorbereitung**

Du sitzt oder stehst aufrecht in der Qigong-Grundhaltung.

- **Körper/Bewegung**

Du führst mit deinen Armen zuerst eine kleine sammelnde Bewegung vor dem Unterbauch aus und anschließend eine große Kreisbewegung vor der Brust, als würdest du einen lieben Menschen umarmen.

- **Atem**

Du lässt deinen Atem frei und intuitiv durch die Nase ein- und ausfließen. Dein Bauch dehnt sich beim Einatmen aus und zieht sich beim Ausatmen wieder sanft nach innen.

- **Geist/Vorstellung**

Du entdeckst und achtest das Kostbare in dir und deiner Umwelt: So bist du liebevoll verbunden mit dir und deinen Mitmenschen.

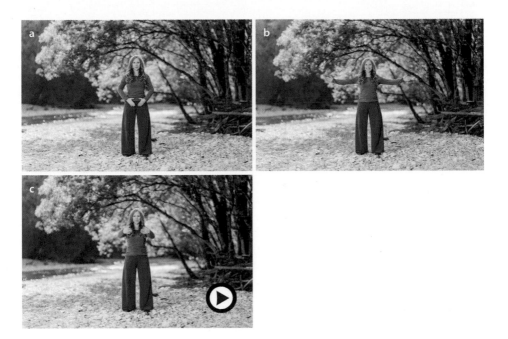

◘ Abb. 6.4   **a** Ich erkenne das Kostbare in mir **b** und meiner **c** Umwelt
(▶ https://doi.org/10.1007/000-795) **(Video 2)**

- **Glücks-Satz**

Du Übung wirkt noch intensiver, wenn du sie mit dem Glücks-Satz verbindest. Dazu sprichst du während des Übens folgenden Satz aus – in Gedanken oder laut: *Ich erkenne das Kostbare in mir und meiner Umwelt* (◘ Abb. 6.4a–c).

Möchtest du dir die Gold-Übung ansehen? Diese gibt es auch als Mitmach-Video (◘ Abb. 6.4c, Video 2).

Nachwirken lassen

Idealerweise gönnst du dir nach dieser Übung ein wenig Zeit nur für dich. Du kannst dich etwa ins Sofa kuscheln, einen Tee trinken, aus dem Fenster schauen oder eine Weile hinlegen. So wirken die Übungen noch intensiver und du stärkst deine Lebensenergie, dein Qi, noch mehr.

Wirkung

- **Psyche**

Die zweite Burnout-Phase ist mit belastenden Glaubenssätzen verbunden etwa: *Ich bin nicht gut genug*! Je öfter du aber so denkst, desto mehr wird es für dich zur Realität. Ersetze den Gedanken stattdessen mit hilfreichen Sätzen – etwa *Ich erkenne das Kostbare in mir und meiner Umwelt*! So lenkst du deine Aufmerksamkeit wieder auf deine Stärken, die dir in der zweiten Burnout-Phase helfen können.

■ **Körper**

Bei dieser Übung führst du Bewegungen aus, die Verbindung und Wertschätzung signalisieren: Diese Signale kommen nicht nur bei deiner Umwelt an, sondern auch in deinem Gehirn. Dadurch wird für Körper, Seele und Geist dein Glücks-Satz mehr und mehr Realität: *Ich erkenne das Kostbare in mir und meiner Umwelt.*

■ **Atem**

Die Übung vertieft deine Atmung, dadurch tankst du frische Energie.

■ **Energie**

Diese Übung pflegt wichtige Akupressur-Punkte der Metall-Energieleitbahnen – das sind der Dickdarm- und der Lungen-Meridian. So wird etwa der wichtige Akupressur-Punkt *Lunge 1* angesprochen. Dieser Punkt befindet sich unterhalb des Schlüsselbeins. Durch regelmäßiges Üben lösen sich Blockaden in den Metall-Meridianen; die Energie fließt freier; das Metall-Element wird harmonisiert. Ein gesundes Metall-Element stärkt laut TCM:

— den Selbstwert,
— die Harmonie mit der Umwelt,
— die Fähigkeit, zu geben und zu nehmen,
— die liebevolle Verbindung mit dir und deinen Mitmenschen und
— das Immunsystem.

■ **Allgemein**

Bei der Übung sind Körperhaltung, Bewegung, Atem, Qi (Lebensenergie), Vorstellungskraft und Gedanken (Glücks-Satz) harmonisch aufeinander abgestimmt, sodass die Übung ganzheitlich und intensiv bis in die Tiefe wirkt.

 Mit der Gold-Übung in der Früh stimmst du dein Unbewusstes ein auf einen Tag voller Wertschätzung und Verbindung!

Wie du deinen Tag beginnst, färbt die Stimmung bis zum Abend. Aber auch untertags kannst du vieles tun, um dein Metall-Element zu pflegen, etwa mit einer schmackhaften und gesunden Mahlzeit. Im nächsten Abschnitt findest du einige TCM-Ernährungstipps von Katharina Ziegelbauer sowie ein TCM-Rezept von Gerlinde Winkler. Vielleicht findest du darin Anregungen für ein qi-stärkendes Mittagessen?

So schützt du dein Metall-Element mit einer TCM-Mahlzeit zu Mittag

Hier findest du wieder einen Ausschnitt meines Interviews mit TCM-Ernährungsexpertin Katharina Ziegelbauer. Sie hat einige Tipps, wie du mit der Ernährung dein Metall-Element pflegen kannst.

■ ■ Angela Cooper:

In der zweiten Burnout-Phase zieht man sich zurück, distanziert sich, zieht Grenzen auf, typische Zeichen eines Metall-Ungleichgewichts. Welche Ernährungstipps hast du fürs Metall-Element?

■ ■ Katharina Ziegelbauer:

Bei den Elementen kann man schauen, welche Farbe und welcher Geschmack das jeweilige Element stärkt. Dem Metall-Element ist die Farbe Weiß zugeordnet und der scharfe Geschmack. Von den Organen her sind es die Lunge und das Partnerorgan Dickdarm. Das heißt, weiße Nahrungsmittel stärken das Metall-Element – also zum Bespiel Rettich, der gleichzeitig auch ein bisschen scharf ist, aber auch Reis. Trotzdem sollte man vorsichtig sein, denn, wie schon erwähnt, bei Yin-Mangel ist zu viel Schärfe nicht gut. Aber hier kommt – und da wird es ein bisschen spezieller – die thermische Wirkung dazu, weil Rettich und Radieschen ein Beispiel sind, aber auch Kohlrabi oder Pfefferminztee: Die sind zwar scharf, aber thermisch kühlend. Das heißt, die kann man auch zu sich nehmen, wenn man Yin-Mangel hat. Ungünstig sind nur die scharfen Gewürze, weil die meist erhitzend sind. Wenn schon innere Unruhe und Yin-Mangel bestehen, sollte man nur wenig davon verwenden.

❯ Dem Metall-Element ist die Farbe Weiß zugeordnet und der scharfe Geschmack.

Vielleicht motivieren dich Katharinas Tipps, dir eine gesunde und gleichzeitig schmackhafte Mahlzeit zu kochen? Im nächsten Abschnitt findest du ein TCM-Rezept von Gerlinde Winkler, TCM-Energetikerin.

Gebackener Blumenkohl

TCM-Rezept zum Harmonisieren des Metall-Elements von Gerlinde Winkler[1]

Zutaten
- 1 großer Blumenkohl
- Salz, weißer Pfeffer, Kardamom
- Mehl, Ei, Semmelbrösel
- Erdnussöl
- Bärlauch-Pesto
- 4 Scheiben Orange

---

1 Anmerkung von Gerlinde Winkler: Dieses Rezept ist speziell zum beschriebenen Energiezustand kreiert und unterstützt die Harmonisierung des Metall-Elements. Die Wirkung ergibt sich sowohl durch die aufeinander abgestimmten Zutaten und Gewürze als auch durch die Zubereitungsarten in den einzelnen Schritten. Um die optimale Wirkung zu genießen, empfiehlt es sich daher, auch die Details in der Zubereitung zu beachten. Mengenangaben für ca. 4 Portionen. Dieses vegetarische Rezept kann mit Leichtigkeit auch vegan zubereitet werden: einfach statt Ei zum Panieren der Blumenkohlrosen aus Pflanzenmilch, etwas Mehl und etwas Senf einen dicken Saft anrühren.

Zubereitung
- Blumenkohl waschen, Strunk etwas ausschneiden und in etwas Salzwasser in ca. 15–20 Minuten bissfest dünsten. Abkühlen lassen.
- Blumenkohlrosen vorsichtig lösen, mit weißem Pfeffer und etwas geriebenem Kardamom würzen.
- Mit Mehl, Ei, Semmelbröseln panieren und in Erdnussöl rundherum goldbraun ausbacken.
- Mit einem Tupf Bärlauch-Pesto und einer Orangenscheibe servieren.

Dazu passt: mit Zwiebel und Nelken gekochter Reis.

Ich hoffe, du genießt diese Mahlzeit nach Gerlindes TCM-Rezept. Auch mit einer Meditation kannst du dein Qi pflegen. Im nächsten Abschnitt findest du eine Übung aus dem stillen Qigong fürs Metall-Element: Die Lungen-Meditation. Ich mache sie am liebsten am Abend, denn danach schlafe ich besonders gut.

So schützt du dein Metall-Element mit Meditation am Abend

Die Lungen-Meditation pflegt dein Metall-Element. Du kannst sie einige Minuten lang vor dem Einschlafen ausführen – oder auch untertags, wenn du dich nach einer Auszeit nur für dich sehnst. ◘ Abb. 6.5

◘ **Abb. 6.5** Die Lungen-Meditation – weißes Licht strömt zu den Lungen

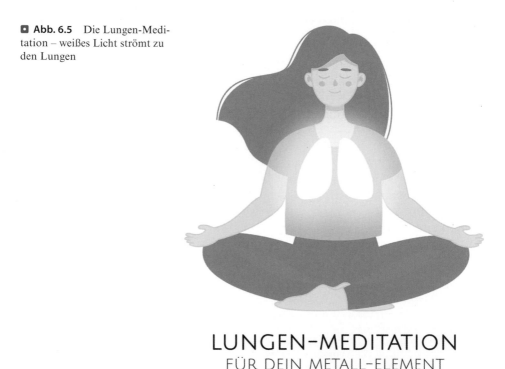

LUNGEN-MEDITATION
FÜR DEIN METALL-ELEMENT

Einatmen: Weißes Licht strömt zu den Lungen.
Ausatmen: Das Licht fließt zum Unterbauch.

Lungen-Meditation

- **Körper**

Du stehst oder sitzt aufrecht in der Qigong-Grundhaltung oder du liegst auf dem Rücken.

- **Atem**

Du lässt deinen Atem frei durch die Nase ein- und ausströmen. Dein Bauch dehnt sich beim Einatmen sanft aus, beim Ausatmen zieht er sich wieder sanft nach innen.

- **Vorstellung**

Beim Einatmen:

Jede Pore deiner Haut öffnet sich, sodass frische Energie einströmen kann. Die Energie zeigt sich in Form eines hellen weißen Lichts – weiß, wie kleine Wolken an einem sonnigen Tag. Das Licht umhüllt und reinigt deine Lungen.

Beim Ausatmen:

Das weiße Licht strömt von den Lungen zum Unterbauch, wo es sich im Dantian, im Energiezentrum, sammelt und dir frische Energie schenkt.

> Meditieren vor dem Einschlafen wirkt aufs Unbewusste – die ganze Nacht hindurch. Die Lungen-Meditation pflegt die Gold-Qualitäten – etwa Wertschätzung und Klarheit.

Nun hast du einige Möglichkeiten entdeckt, wie du dein Metall-Element harmonisieren kannst: von der Früh bis zum Abend. Fühl dich frei, diese Anregungen an dein Leben anzupassen. Im nächsten Abschnitt findest du Tipps, wie du immer wieder *zwischendurch* dein Metall-Element pflegst – in wenigen Minuten!

So schützt du dein Metall-Element zwischendurch

Folgende Anregungen kannst du mühelos im Alltag umsetzen; dazu brauchst du meist nur wenige Minuten. So sammelst du zwischendurch Energie und nährst dein Metall-Element.

Die Kraft der Selbstheil-Massage: Lunge- und Dickdarm-Meridian

Du kannst diese Massage immer wieder ausführen, wenn du gerade einen Energieschub brauchst. Dazu kannst du stehen, sitzen oder liegen.

Du streichst großflächig mit der rechten Hand über den Lungen-Meridian: von der Brust über die Innenseite des linken Arms bis zum Daumen (siehe ◘ Abb. 6.6). Anschließend streichst du großflächig über den Dickdarm-Meridian: vom Zeigefinger über die Außenseite des linken Arms bis zur Nase (siehe ◘ Abb. 6.7). Dreimal abwechselnd links und rechts wiederholen – oder sooft es dir gerade guttut.

Übrigens: Du brauchst für die Massage nicht den genauen Verlauf der Meridiane zu kennen. Es reicht, wenn du großflächig über den jeweiligen Bereich streichst.

Tipp: Leg bei der Massage deine Hand satt auf und spür bewusst deinen Körper, etwa die Haut, die Muskeln, Sehnen und Knochen.

Der Lungen-Meridian

Der Lungen-Meridian beginnt unterhalb des Schlüsselbeins, läuft über die Innenseite des Arms bis zum Daumen (◘ Abb. 6.6). Innerlich ist der Meridian unter anderem mit den Lungen und dem Dickdarm verbunden.

◘ **Abb. 6.6**   Der Lungen-Meridian

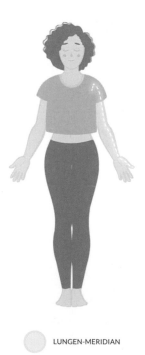

LUNGEN-MERIDIAN

Der Dickdarm-Meridian

Der Dickdarm-Meridian beginnt am Zeigefinger und verläuft über die Außenseite des Arms bis zum Gesicht (■ Abb. 6.7). Er endet bei der Nase. Innerlich ist der Meridian unter anderem mit den Lungen und dem Dickdarm verbunden.

■ **Abb. 6.7**   Der Dickdarm-Meridian

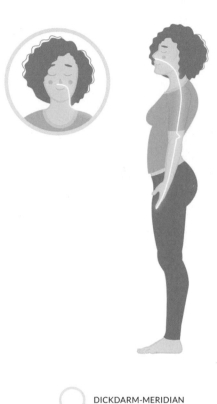

◯ DICKDARM-MERIDIAN

❯ Gut fürs Metall-Element: Lunge- und Dickdarm-Meridian massieren!

Die Kraft der Akupressur: Lunge 1

Mit dieser Akupressur pflegst du dein Metall-Element. Besonders wohltuend ist sie, wenn du sie immer wieder zwischendurch ausführst: So gönnst du dir Pausen im Alltag und tankst gleichzeitig Energie. Du kannst dabei sitzen, stehen oder liegen. Du massierst sanft pulsierend mit den Zeigefingern den Akupressur-Punkt *Lunge 1*, jeweils links und rechts gleichzeitig – drei tiefe Atemzüge lang – oder solange es dir gerade guttut. *Lunge 1* befindet sich unterhalb des Schlüsselbeins (siehe ◘ Abb. 6.8).

> ❯ Gut fürs Metall-Element: *Lunge 1* massieren!

6

◘ **Abb. 6.8**   Lunge 1 massieren
für dein Metall-Element

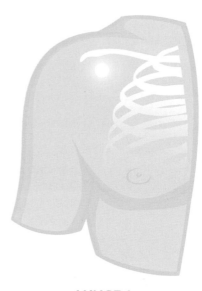

LUNGE 1

AKUPRESSUR FÜR DEIN
METALL–ELEMENT

Mit den Zeigefingern sanft pulsierend
massieren – jeweils links und rechts
gleichzeitig.

Die Kraft der Farben: Weiß

Auch Farben beeinflussen laut TCM deine Gesundheit und wie du dich fühlst: Weiß harmonisiert dein Metall-Element. Du kannst die Farbe Weiß daher bewusst einsetzen, um dein Metall-Element zu pflegen, etwa indem du

- zwischendurch deine Aufmerksamkeit bewusst auf Weißes lenkst: etwa ein paar Atemzüge lang die weißen Schäfchenwolken am Himmel beobachtest,
- dich ab und an weiß kleidest, etwa ein weißes Hemd trägst oder ein weißes Tuch,
- weiße Lebensmittel isst, zum Beispiel Blumenkohl,
- Akzente in deiner Wohnung setzt, zum Beispiel eine weiße Decke aufs Sofa legst, oder
- zwischendurch ein paar Atemzüge lang die Augen schließt und dir vorstellst, du wärst von Kopf bis Fuß in weißes Licht gehüllt – etwa wenn gerade viel los ist und du eine kleine Auszeit brauchst.

❯ Gut fürs Metall-Element: Zwischendurch die Aufmerksamkeit auf Weißes lenken!

Die Kraft der gesunden Gewohnheiten

Auch kleine Änderungen haben große Wirkung! Vielleicht findest du hier ein paar Ideen, wie du dein Metall-Element pflegen kannst.

- In der Früh vor dem Aufstehen die Hände auf deinen Bauch legen und deinen Atem bewusst wahrnehmen.
- Zu Beginn jeder Stunde bewusst und liebevoll wahrnehmen, wie dein Atem durch die Nase ein- und ausströmt und wie sich dein Bauch beim Einatmen ausdehnt und beim Ausatmen sanft nach innen zieht. Zur Erinnerung den Wecker einmal in der Stunde läuten lassen – mit einem angenehmen Geräusch, etwa Wellenrauschen.
- Zwischendurch genussvoll gähnen und seufzen.
- Regelmäßig lüften und wenn möglich zwischendurch rausgehen und bewusst die frische Luft einatmen.
- Zeit verbringen mit Menschen, die dir wichtig sind.
- Dich zwischendurch an Menschen erinnern, die dir besonders wertvoll sind – und so das Gefühl von liebevoller Verbundenheit pflegen.

❯ Gut fürs Metall-Element: Tief durchatmen!

Die Kraft der Gedanken: Glücks-Sätze

Während eines Burnout wird man oft von belastenden Gedanken geplagt. Du kannst dich selbst stärken, indem du diesen negativen Gedanken positive Sätze gegenüberstellst – deine persönlichen Glücks-Sätze! In der zweiten Phase unterstützen dich insbesondere Sätze, die dir Verbundenheit und Wertschätzung vermitteln. Hier findest du ein paar Impulse für ein harmonisches Metall-Element. Wenn dich ein Satz besonders berührt, sprich diesen untertags mehrmals laut aus, als dein ganz persönliches Mantra – sei es während du Qigong übst, sei es beim Spazierengehen oder Unkrautjäten. Oder vielleicht entwickelst du ja deine ganz persönlichen Glücks-Sätze? Hier ein paar Impulse:

6

— Ich bin liebevoll verbunden mit mir und meiner Umwelt.
— Ich erkenne das Kostbare in mir und meiner Umwelt.
— Ich schätze mich und ich schätze meine Mitmenschen.
— Ich schätze und achte das Gold in mir und in meinen Mitmenschen.
— Ich sehe das Wertvolle in mir. Ich sehe das Wertvolle in dir.
— Ich achte mich und meine Liebsten.
— Ich bin frei mit mir und mit anderen.
— Ich bin klar mit mir und mit anderen.
— Ich achte mich. Ich achte meine Umwelt.
— Ich spüre die Kraft des Golds.
— Ich öffne mich für die Energie des Golds.
— Meine Lungen sind gesund.

❯ Gut fürs Metall-Element: Gedanken, die deinen Selbstwert stärken!

So schützt du dein Metall-Element mit Hilfe von außen

Eine TCM-Ärztin, ein TCM-Praktiker oder eine Psychologin können dich unterstützen, dein Metall-Element wieder zu harmonisieren.

Wie erkennst du, dass dein Metall-Element wieder gesund ist?

Wenn sich dein Metall-Element erholt, schenkt es dir innere Freiheit, Klarheit, Harmonie mit deiner Umwelt und dir selbst sowie achtsamen Austausch und liebevolle Verbindung mit deinen Mitmenschen. Sobald du folgende Fragen großteils mit Ja beantwortest, ist dein Metall-Element vermutlich in Harmonie:
— Fühle ich mich liebevoll verbunden mit meiner Umwelt?
— Erkenne ich meinen Wert?
— Schätze ich meine Mitmenschen?
— Fühle ich mich frei?
— Kann ich spielerisch mit Grenzen umgehen?
— Kann ich klar und gleichzeitig achtsam *Nein* sagen?
— Kann ich auf gesunde Weise auf mich achten, mich also auf gesunde Weise abgrenzen und gleichzeitig achtsam und liebevoll anderen gegenüber bleiben?
— Kann ich auch in herausfordernden Zeiten tief durchatmen?

Fazit: 2. Kategorie – Metall-Ungleichgewicht

Die zweite Burnout-Kategorie ist geprägt durch ein Metall-Ungleichgewicht. Wenn du die Symptome bei dir erkennst, wäre es laut TCM wichtig, dein Metall-Element zu harmonisieren. Am besten pflegst du dein Metall-Element aber bereits, *bevor* es angegriffen ist. Auch hier gilt das Yin-Yang-Prinzip. Yang: Gönn dir Hilfe von außen, etwa von einer TCM-Ärztin oder einem Psychologen. Yin: Gönn dir Hilfe von innen – also tu dir selbst Gutes, etwa mit der Qigong-Übung für die zweite Burnout-Phase, der Gold-Übung.

Wie geht es weiter?

Metall und Holz in Harmonie

Harmonisierst du mit Qigong oder anderen Methoden dein Metall-Element, wirkt das über den Kontroll-Zyklus positiv aufs Holz-Element – wie im ▶ Kap. 3 beschrieben (◻ Abb. 6.9).

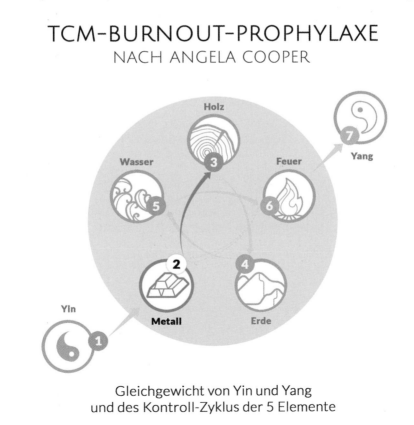

TCM-BURNOUT-PROPHYLAXE
NACH ANGELA COOPER

Gleichgewicht von Yin und Yang
und des Kontroll-Zyklus der 5 Elemente

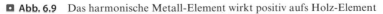

◻ **Abb. 6.9**   Das harmonische Metall-Element wirkt positiv aufs Holz-Element

Metall und Holz im Ungleichgewicht

Bleibt das Metall-Ungleichgewicht aber bestehen, bringt das die harmonischen Wechselwirkungen zwischen Metall und Holz aus der Balance – wie im ▶ Kap. 3 beschrieben (◙ Abb. 6.10). Ein gestörtes Metall-Element führt daher oft zu einem Ungleichgewicht im Holz-Element und läutet damit die dritte Burnout-Phase ein. Mehr dazu im nächsten Kapitel!

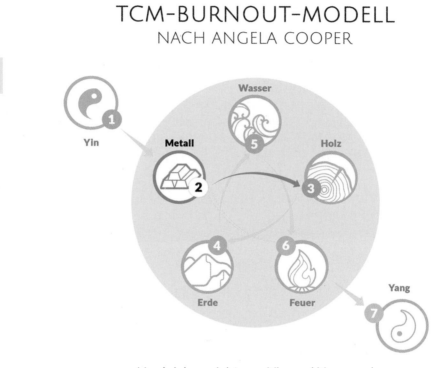

TCM-BURNOUT-MODELL
NACH ANGELA COOPER

Ungleichgewicht von Yin und Yang und
des Kontroll-Zyklus der 5 Elemente

◙ **Abb. 6.10**   Das gestörte Metall-Element bringt das Holz-Element aus dem Gleichgewicht

Literatur

Zitierte Literatur

Burisch M (2010) Das Burnout-Syndrom – Theorie der inneren Erschöpfung. Springer, Berlin/ Heidelberg

Weiterführende Literatur

Lorenzen U, Noll A, Rochat de la Vallée E (2007) Die Wandlungsphasen der traditionellen chinesischen Medizin – Band 2: Die Wandlungsphase Metall. Müller & Steinicke, München

3. Burnout-Phase: Aggression und Schuldgefühle – Holz-Ungleichgewicht

Inhaltsverzeichnis

Ergänzende Information Die elektronische Version dieses Kapitels enthält Zusatzmaterial, auf das über folgenden Link zugegriffen werden kann [https://doi.org/10.1007/978-3-662-63479-0_7]. Die Videos lassen sich durch Anklicken des DOI Links in der Legende einer entsprechenden Abbildung abspielen, oder indem Sie diesen Link mit der SN More Media App scannen.

© Springer-Verlag GmbH Deutschland, ein Teil von Springer Nature 2022
A. Cooper, *Erschöpfung und Burnout vorbeugen – mit Qigong und TCM*, https://doi.org/10.1007/978-3-662-63479-0_7

Fallbeispiel: Andrea E., Lehrerin, ist wütend

„Verdammter Schwachsinn! Das ist wirklich das Letzte!" Andrea spürt, wie Wut in ihr aufsteigt. Sie versucht dagegen anzukämpfen. „Es wird wieder. Es wird wieder werden!", sagt sie sich innerlich – immer und immer wieder.

Aber es wird eben nicht wieder! Der Computer streikt: Die Daten sind weg, drei Stunden Arbeit gelöscht! Andrea schlägt mit den Fäusten aufs Sofa ein. Sie kann sich gerade noch so weit zurückhalten, dass sie nicht auf die Wand einschlägt – immerhin! Bei ihrem letzten Wutanfall hat sie sich die Hände wund geschlagen. Sie will sich beruhigen, aber sie kann einfach nicht. Während sie spürt, wie ihr die Tränen der Wut über die Wangen rinnen, wird ihr schwindlig.

Hat sie nicht schon genug durchgemacht die letzten Monate? Hat gearbeitet für zwei, nebenbei ihrer Bekannten beim Umzug geholfen, mit ihrem Sohn gebüffelt und ihren kranken Vater betreut! Kopfschmerzen, Migräne, steife Gelenke und brennende Augen sind der Dank dafür! Und nun auch noch das? In letzter Zeit scheint alles schief zu laufen. Auch mit den Kolleginnen gibt es ständig Streit. *Es reicht!* Sie brüllt den Computer an, knallt ihn auf den Boden – das bedeutet wohl, dass die Versicherung auch noch aussteigt!

3. Burnout-Phase: Holz-Ungleichgewicht

Andreas Wut deutet darauf hin, dass sie sich mitten in der dritten Burnout-Phase befindet. Das entspricht einem Holz-Ungleichgewicht. Es fehlt die Gelassenheit des gesunden Holz-Elements (■ Abb. 7.1).

Ist dein Holz-Element in Harmonie, bist du tolerant, offen für Neues und gehst entspannt mit Herausforderungen um; du akzeptierst andere Meinungen und diskutierst engagiert, aber gleichzeitig gelassen; du findest neue Wege, wenn alles schiefläuft.

Bei einem Holz-Ungleichgewicht hingegen verliert man leicht die Fassung: Betroffene sind zornig, launisch, ungeduldig oder gar aggressiv. Sie reagieren gereizt, nörgeln und ärgern sich, wenn nicht alles nach Plan läuft. Ihre Umwelt und sie selbst leiden darunter, dass ihre Stimmungen abrupt schwanken. So sind Konflikte und Stress vorprogrammiert.

Menschen, die unter einem Holz-Ungleichgewicht leiden, nehmen vieles persönlich und können sich selbst über Kleinigkeiten maßlos aufregen. Sie fühlen sich schnell provoziert und können mit ihrer aufwühlenden Wut kaum umgehen.

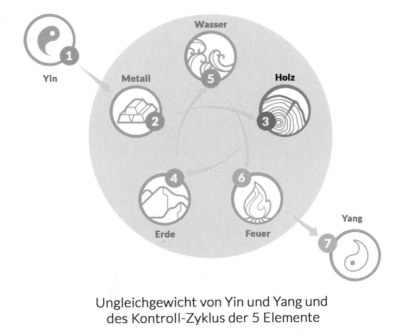

TCM-BURNOUT-MODELL
NACH ANGELA COOPER

Ungleichgewicht von Yin und Yang und
des Kontroll-Zyklus der 5 Elemente

■ **Abb. 7.1**   3. Burnout-Phase: Holz-Ungleichgewicht

Bei vielen Holz-Ungleichgewicht-Typen ist der aufbrausende Charakter so stark ausgeprägt, dass sie ihn auch mit gutem Willen kaum in den Griff bekommen.

Zusätzlich leiden viele Holz-Ungleichgewicht-Typen unter Schuldgefühlen; denn sie wissen, dass sie oft nicht angemessen reagieren, können ihre Aufregung aber nicht zurückhalten. Schaffen sie es doch, ihre Wut mühevoll zu unterdrücken, löst sich die Aggression nicht in Luft oder gar Wohlgefallen auf, sondern wendet sich nach innen. Das löst wiederum Schuldgefühle und Depressionen aus. Vergleiche dazu, welche Symptome der Psychologe Matthias Burisch in der dritten Burnout-Kategorie beschreibt. Im nächsten Abschnitt findest du dazu eine Übersicht.

7

> **Übersicht: Symptome der 3. Burnout-Kategorie**
> Burisch beschreibt in seinem Buch *Das Burnout-Syndrom* (2010) unter anderem folgende Symptome:
> — Aggression
> — Launenhaftigkeit
> — Ungeduld
> — Reizbarkeit
> — Ärger
> — häufige Konflikte
> — Nörgeln
> — Abrupte Stimmungsschwankungen
> — Depression
> — Schuldgefühle

Im folgenden Abschnitt findest du eine Übersicht dieser Symptome aus TCM-Sicht: Darin vergleiche ich ein Holz-Ungleichgewicht mit der dritten Burnout-Kategorie (Abb. 7.2).

3. KATEGORIE

| nach Burisch **Emotionale Reaktionen** | ◄ Aggression, Ungeduld, Reizbarkeit, Ärger, häufige Konflikte, Nörgeln, Schuldgefühle, abrupte Stimmungsschwankungen, Schuldzuweisungen, Depression ... ► | nach TCM **Holz-Ungleichgewicht** |

◘ Abb. 7.2   Auf einen Blick: 3. Burnout-Phase

3. Burnout-Phase aus TCM-Sicht

Aggression und Ärger

Aggression und Ärger zählt Burisch in der dritten Kategorie der Burnout-Symptome auf. In der TCM werden sie einem Holz-Ungleichgewicht zugeordnet.

Ungeduld, häufige Konflikte, Nörgeln und Reizbarkeit

Ein Holz-Ungleichgewicht-Typ ist schnell gereizt. Selbst scheinbar harmlose Ereignisse bringen ihn aus der Fassung. Genervt und ungeduldig nörgelt er und beschuldigt andere für alles, was schief läuft in seinem Leben. Es kommt zu Konflikten und Streitereien.

Abrupte Stimmungsschwankungen und Launenhaftigkeit

Scheinbar ohne Grund fällt man bei einem Holz-Ungleichgewicht aus einer heiteren Stimmung in eine gereizte, genervte, ungeduldige, ja zornige. Für die Mitmenschen ist das schwer zu verstehen. So ergeben sich weitere Konflikte.

Depression und Schuldgefühle

In erster Linie denkt man bei einem Holz-Ungleichgewicht an Aggression, die sich nach außen richtet, etwa in Form von Wutanfällen. Die Aggression eines Holz-Ungleichgewichts kann sich aber auch nach innen wenden. Sie ist dann weniger offensichtlich, aber ebenso zerstörerisch und zeigt sich in Schuldgefühlen und Depressionen.

Gelassenheit statt Aggression: Das gesunde Holz-Element als Burnout-Prophylaxe

Bei einem Ungleichgewicht im Holz-Element neigt man dazu, belastende Gefühle festzuhalten. Ein *gesundes* Holz-Element hingegen schenkt dir Gelassenheit, Geschmeidigkeit, Toleranz und Lebenskraft! So fällt es dir leicht, Blockaden zu lösen: Du lässt los, was du nicht mehr brauchst; es entsteht Raum für Neues! Deine Lebensenergie, das Qi, fließt wieder frei und geschmeidig.

Ist dein Holz-Element in Harmonie, kannst du entspannt mit Veränderungen umgehen, liebst den Zauber des Anfangs, bist interessiert an Neuem, Fremden gegenüber offen, lässt dich von Unerwartetem nicht irritieren, sondern inspirieren und findest neue, kreative Wege. Denn zu den positiven Holz-Qualitäten gehören Offenheit, Entwicklung und Kreativität. Daher kann dir ein gesundes Holz-Element als Burnout-Prophylaxe dienen.

Aber woran erkennst du, ob dein Holz-Element gefährdet ist? Im nächsten Abschnitt findest du ein paar Fragen, um das zu klären.

7

Woran erkennst du, ob dein Holz-Element gefährdet ist?

Stell dir folgende Fragen und beantworte sie so ehrlich wie möglich, um einzuschätzen, wie es um dein Holz-Element bestellt ist. Du kannst auch Menschen, denen du vertraust, bitten, die Fragen für dich zu beantworten.

- Bist du oft wütend?
- Reagierst du bei Stress gereizt?
- Neigst du zu Wutanfällen?
- Fühlst du dich oft schuldig – insbesondere nach einem Zornausbruch?
- Wendet sich deine Aggression gegen dich selbst, wenn dir alles zu viel wird?
- Fällt es dir schwer, in stressigen Zeiten gelassen zu bleiben?
- Leidest du oft unter Kopfschmerzen?
- Leidest du oft unter Krämpfen?

Wenn du die Mehrzahl dieser Fragen mit *Ja* beantwortest, ist dein Holz-Element womöglich aus dem Gleichgewicht geraten.

Wie kannst du dein Holz-Element schützen?

Du kannst dein Holz-Element mithilfe der TCM pflegen – etwa mit Qigong, TCM-Ernährung, Selbstheilmassage und Meditation (◨ Abb. 7.3). In den folgenden Abschnitten findest du Angebote, wie du von früh bis spät dein Holz-Element harmonisierst – beginnend mit Qigong am Morgen. Vielleicht ist etwas Passendes dabei für dich!

◨ **Abb. 7.3** Das Holz-Element schützen

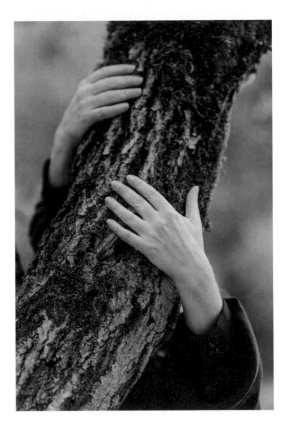

▶ Harmonisiere dein Holz-Element und deine Lebensenergie fließt frei und geschmeidig!

So schützt du dein Holz-Element mit Qigong in der Früh

Die Holz-Übung für die 3. Burnout-Phase

So fühlst du dich gelassen statt gereizt

Die Holz-Übung harmonisiert dein Holz-Element; sie bietet für die dritte Burnout-Phase gezielte Lösungsangebote für Körper, Seele und Geist (◉ Abb. 7.4).

Wann und wie lange üben?

Um dein Holz-Element zu schützen, führst du die Übung am besten gleich in der Früh nach dem Aufstehen jeweils dreimal aus. So beginnst du den Tag bereits damit, dass du Raum für Neues schaffst.

Übungsbeschreibung

■ **Vorbereitung**

Du sitzt oder stehst aufrecht in der Qigong-Grundhaltung.

■ **Körper/Bewegung**

Du führst die Hände zum Akupressur-Punkt *Leber 14*. Dieser befindet sich unterhalb der Brustwarzen. Anschließend die Hände nach vorne bewegen, als würdest du etwas wegschieben. Die Handflächen schauen dabei nach vorn. Die Handgelenke langsam lockern, als würdest du etwas loslassen. Anschließend die Arme senken, die Handflächen schauen dabei nach vorne.

■ **Atem**

Du lässt deinen Atem frei und intuitiv durch die Nase ein- und ausfließen. Dein Bauch dehnt sich beim Einatmen aus und zieht sich beim Ausatmen wieder sanft nach innen.

■ **Geist/Vorstellung**

Du lässt los, was du nicht brauchst. So befreist du dich von Altem und schaffst Raum für Neues!

■ **Glücks-Satz**

Die Übung wirkt noch intensiver, wenn du sie mit dem Glücks-Satz verbindest. Dazu sprichst du während des Übens folgenden Satz aus – in Gedanken oder laut: *Ich lasse Altes los: So entsteht Raum für Neues* (■ Abb. 7.4a–d).

Möchtest du dir die Holz-Übung lieber ansehen? Hierzu gibt es ein Mitmach-Video (■ Abb. 7.4d, Video 3).

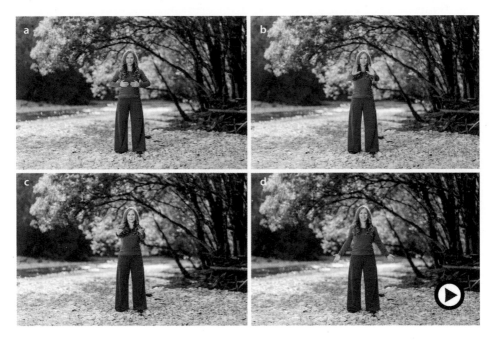

■ **Abb. 7.4** **a** Ich **b** lasse Altes los: **c** So entsteht **d** Raum für Neues (Video 3)
(▶ https://doi.org/10.1007/000-796)

Nachwirken lassen

Idealerweise gönnst du dir nach dem Üben ein wenig Zeit – nur für dich. Du kannst dich etwa ins Sofa kuscheln, einen Tee trinken, aus dem Fenster schauen oder eine Weile hinlegen. So wirkt die Übung noch intensiver – und du stärkst deine Lebensenergie, dein Qi, noch mehr.

Wirkung

■ **Psyche**

Die 3. Burnout-Phase ist mit belastenden Glaubenssätzen verbunden wie etwa: *Ich werde immer gleich wütend.* Solche Sätze wirken wie selbsterfüllende Prophezeiungen. Je öfter du sie aussprichst, desto mehr graben sie sich in dein Gehirn und werden für dich zur Realität. So wird es immer schwerer, eingefahrene Verhaltensmuster zu verändern und Altes loszulassen: Ein Wutanfall scheint unvermeidlich; es bleibt kein Spielraum für neue Reaktionen. Je öfter du aber hinderliche Glaubenssätze durch hilfreiche ersetzt, desto mehr entwickeln sich neue Möglichkeiten für dich. Der Glücks-Satz *Ich lasse Altes los: So entsteht Raum für Neues* kann dich dabei unterstützen: Er lenkt deine Aufmerksamkeit wieder auf deine Stärken, die dir in der dritten Burnout-Phase helfen können!

■ **Körper**

Der Glücks-Satz wirkt am besten, wenn die Körperhaltung zum Gedanken passt. Bei dieser Übung führst du Bewegungen aus, die erst Loslassen und danach Offenheit signalisieren – und zwar nicht nur deiner Umwelt, sondern auch deinem Gehirn. Dadurch wird für Körper, Seele und Geist dein Glücks-Satz Realität: *Ich lasse Altes los: So entsteht Raum für Neues.*

■ **Atem**

Die Übung vertieft deine Atmung, dadurch tankst du frische Energie.

■ **Energie**

Diese Übung harmonisiert die Energie-Leitbahnen des Holz-Elements: den Gallenblasen- und den Leber-Meridian. Auch ihre wichtigsten Akupressur-Punkte werden so angesprochen, etwa *Leber 14*. Dieser Punkt befindet sich unterhalb der Brustwarzen – und zwar im sechsten Zwischenrippenraum. Durchs Üben können sich Blockaden in den Holz-Meridianen lösen: Die Energie fließt freier. Das fördert laut TCM:

━ den geschmeidigen Energiefluss,
━ Gelassenheit,
━ Entspannung,
━ Offenheit,
━ Toleranz,
━ Flexibilität,
━ Kreativität und
━ Ausgeglichenheit.

■ **Allgemein**

Bei der Übung sind Körperhaltung, Bewegung, Atem, Qi (Lebensenergie), Vorstellungskraft und Gedanken (Glücks-Satz) harmonisch aufeinander abgestimmt, sodass die Übung ganzheitlich und intensiv bis in die Tiefe wirkt.

❯ Mit der Holz-Übung in der Früh stimmst du dein Unbewusstes ein auf einen Tag voller Gelassenheit und Offenheit!

Wie du deinen Tag beginnst, färbt die Stimmung bis zum Abend. Aber auch untertags kannst du immer wieder frische Energie tanken: Vielleicht möchtest du mittags nochmal deinem Holz-Element Gutes tun? Im nächsten Abschnitt findest du einige TCM-Ernährungstipps von Katharina Ziegelbauer sowie ein TCM-Rezept von Gerlinde Winkler.

So schützt du dein Holz-Element mit einer TCM-Mahlzeit zu Mittag

Hier findest du wieder einen Ausschnitt des Interviews mit TCM-Ernährungsexpertin Katharina Ziegelbauer. Sie verrät darin, wie du mit Ernährung dein Holz-Element harmonisieren kannst.

■■ **Angela Cooper:**
In der dritten Burnout-Phase zeigen sich Wut, Zorn, Reizbarkeit, aber auch Depression, also sozusagen Aggression nach innen, und Schuldgefühle. Das ist mit dem Holzelement in Verbindung zu bringen. Vielleicht hast du auch einen Ernährungstipp für diese Phase?

■■ **Katharina Ziegelbauer:**
Zum Holz gehören die grüne Farbe und der saure Geschmack. Die zugehörigen Organe sind die Leber und die Gallenblase. Wut und Ärger sind Emotionen der Leber und des Holz-Elements. Grünes Gemüse ist immer gut, aber speziell dann, wenn man die Leber unterstützen will. Die Leber neigt einfach zur Hitze, die Leber neigt zur Stagnation, zu einem Qi-Stau. Mit frischen grünen Kräutern kann man da ein bisschen etwas bewegen. Im Frühling ist das besonders günstig, weil der Frühling auch die Zeit des Holzelements ist. Da wachsen alle Pflanzen wieder. Frisches Basilikum, aber auch Bärlauch, wenn seine Zeit ist, Schnittlauch, Petersilie und so weiter. Sprossen sind sehr wirkungsvoll für das Holz-Element, weil sie das Qi leicht bewegen und die Leber entspannen. Man sollte also frische Sprossen verwenden, mehr grüne Nahrungsmittel und ein bisschen sauer. Von daher kommt auch der Spruch: „Sauer macht lustig." Die Leber neigt eben zu Anspannungen, zu Gereiztheit, zu Ärger. Ein bisschen sauer kann das auflösen. Aber Achtung! Zu viel sauer hat die gegenteilige Wirkung, das führt erst recht zur Stagnation. Ein bisschen sauer heißt zum Beispiel, ein Wasser mit einem Schuss Zitrone drin trinken, aber eben nicht gleich in eine Zitrone reinbeißen.

❯ Dem Holz-Element ist die Farbe Grün zugeordnet und der saure Geschmack.

Vielleicht motivieren dich Katharinas Tipps, dir eine gesunde und gleichzeitig schmackhafte Mahlzeit zu kochen? Im nächsten Abschnitt findest du Gerlinde Winklers TCM-Rezept fürs Holz-Element.

Risotto mit Roter Bete

TCM-Rezept zum Harmonisieren des Holz-Elements von Gerlinde Winkler, TCM-Energetikerin[1]

Zutaten
- 2 rote Zwiebeln
- 1 Knoblauchzehe
- Olivenöl
- 3 Stück Rote Bete (ca. 300 g) gekocht und geschält
- 250 g Risottoreis
- 1/8 l Rotwein
- Pfeffer, 4 Zweige frischen Rosmarin
- 1 l heiße Gemüsebrühe
- 4 EL Parmesan

Zubereitung
- 2 rote Zwiebeln und 1 Knoblauchzehe feingeschnitten in 2 EL Olivenöl rösten.
- 3 Stück Rote Bete in 1–2 cm große Würfel schneiden und ebenfalls kurz anrösten.
- 250 g Risottoreis unterrühren.
- Mit 1/8 l Rotwein ablöschen.
- Mit Pfeffer würzen.
- Ein paar Nadeln Rosmarin fein schneiden und unterheben.
- Köcheln lassen.
- Von gut 1 l heißer Gemüsebrühe das Risotto immer wieder mit 1/8 l aufgießen, sodass der Reis nur knapp bedeckt ist.
- Leicht köcheln lassen und immer wieder aufgießen, bis der Reis bissfest ist – oft umrühren!
- Kurz vor dem Servieren 4 EL Parmesan unterziehen.
- Mit frischen Rosmarinzweigen garniert servieren.

Du siehst: Nur weil die Farbe Grün zum Holz-Element gehört, bedeutet das nicht, dass nicht auch andere Farben ins Spiel kommen dürfen! Ich wünsch dir guten Appetit! Vielleicht möchtest du abends nochmal deinem Holz-Element Gutes tun? Dann bietet sich folgende Meditation an.

---

1 Anmerkung von Gerlinde Winkler: Dieses Rezept ist speziell zum beschriebenen Energiezustand kreiert und unterstützt die Harmonisierung des Holz-Elements. Die Wirkung ergibt sich sowohl durch die aufeinander abgestimmten Zutaten und Gewürze als auch durch die Zubereitungsarten in den einzelnen Schritten. Um die optimale Wirkung zu genießen, empfiehlt es sich daher, auch die Details in der Zubereitung zu beachten. Mengenangaben für ca. 4 Portionen. Dieses vegetarische Rezept kann mit Leichtigkeit vegan zubereitet werden: einfach statt Parmesan das entsprechende vegane Produkt verwenden.

So schützt du dein Holz-Element mit Meditation am Abend

Die Leber-Meditation (■ Abb. 7.5) harmonisiert dein Holz-Element. Du kannst sie einige Minuten lang vor dem Einschlafen ausführen – wenn du magst, sogar im Bett.

Leber-Meditation

- **Körper**
Du stehst oder sitzt aufrecht in der Qigong-Grundhaltung oder du liegst auf dem Rücken.

- **Atem**
Du lässt deinen Atem frei durch die Nase ein- und ausströmen. Dein Bauch dehnt sich beim Einatmen sanft aus, beim Ausatmen zieht er sich wieder sanft nach innen.

- **Vorstellung**
Beim Einatmen:
    Jede Pore deiner Haut öffnet sich; helles frühlingsgrünes Licht strömt über die Haut zur Leber, umhüllt und reinigt sie. Das Licht entspricht dem Grün, das entsteht, wenn die Sonne durch die Blätter eines Baumes scheint.

■ **Abb. 7.5** Die Leber-Meditation – grünes Licht strömt zur Leber

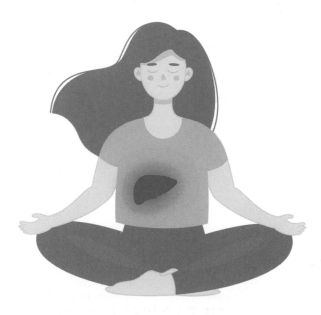

LEBER-MEDITATION
FÜR DEIN HOLZ-ELEMENT

Einatmen: Grünes Licht strömt zur Leber.
Ausatmen: Das Licht fließt zum Unterbauch.

Beim Ausatmen:

Das grüne Licht strömt von der Leber zum Unterbauch – zum Dantian, dem Energiezentrum unterhalb deines Nabels.

> Meditieren vor dem Einschlafen wirkt aufs Unbewusste – die ganze Nacht hindurch. Die Leber-Meditation pflegt die Holz-Qualitäten – etwa Gelassenheit und Offenheit.

Nun hast du einige Möglichkeiten entdeckt, wie du dein Holz-Element harmonisieren kannst: von der Früh bis zum Abend. Fühl dich frei, die Reihenfolge umzustellen oder nur die Übungen herauszupicken, die dich besonders ansprechen. Im nächsten Abschnitt findest du Tipps, wie du immer wieder *zwischendurch* dein Holz-Element pflegst – in wenigen Minuten!

7   So schützt du dein Holz-Element zwischendurch

Folgende Anregungen kannst du mühelos im Alltag umzusetzen; dazu brauchst du meist nur wenige Minuten. So sammelst du zwischendurch Energie und harmonisierst dein Holz-Element.

Die Kraft der Selbstheil-Massage: Gallenblasen- und Leber-Meridian

Du kannst diese Massage immer wieder ausführen, wenn du gerade einen Energieschub brauchst. Dazu kannst du stehen, sitzen oder liegen.

Du streichst großflächig über den Gallenblasen-Meridian (◘ Abb. 7.6): mit der rechten Hand vom linken äußeren Augenwinkel über die linke Seite des Kopfes, des Oberkörpers und des Beins bis zum vierten Zeh. Anschließend streichst du großflächig mit der rechten Hand über den Leber-Meridian (◘ Abb. 7.7): vom linken großen Zeh über die Mitte der Innenseite des linken Beins über den Bauch bis unterhalb der Brust. Danach wiederholst du die Massage auf der anderen Seite. Dreimal abwechselnd links und rechts wiederholen – oder sooft es dir gerade guttut.

Tipp: Du brauchst für die Massage nicht den genauen Verlauf der Meridiane zu kennen. Es reicht, wenn du großflächig über den jeweiligen Bereich streichst. So streichst du etwa bei der Massage des Gallenblasen-Meridians über die Seiten des Kopfes und des Körpers, ohne die Zickzack-Bewegungen des Meridians nachzufahren.

Der Gallenblasen-Meridian

Der Meridian entspringt beim äußeren Augenwinkel und zieht in Zickzack-Bewegungen über die Seite des Körpers bis zum vierten Zeh (◘ Abb. 7.6). Innen ist der Meridian unter anderem mit Leber und Gallenblase verbunden.

◘ **Abb. 7.6** Der Gallen-blasen-Meridian

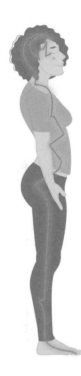

 GALLENBLASEN-MERIDIAN

Der Leber-Meridian

Der Leber-Meridian verläuft vom großen Zeh über die Innenseite des Beins bis zur Brust (■ Abb. 7.7). Innerlich verbindet sich der Meridian unter anderem mit Leber und Gallenblase.

■ Abb. 7.7   Der Leber-Meridian

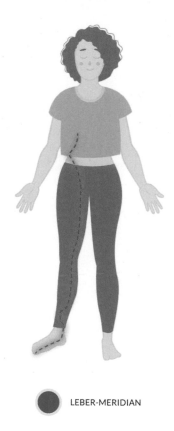

LEBER-MERIDIAN

❯ Gut fürs Holz-Element: Gallenblasen- und Leber-Meridian massieren!

7

Die Kraft der Akupressur: Leber 14

Mit dieser Akupressur pflegst du dein Holz-Element. Besonders wohltuend ist sie, wenn du sie immer wieder zwischendurch ausführst: So tankst du zwischendurch Energie. Du kannst dabei sitzen, stehen oder liegen. Du massierst sanft pulsierend mit den Daumen jeweils links und rechts gleichzeitig den Akupressur-Punkt *Leber 14* – drei tiefe Atemzüge lang. Der Punkt befindet sich unterhalb der Brustwarze (siehe ◘ Abb. 7.8).

◘ **Abb. 7.8** Leber 14 massieren für dein Holz-Element

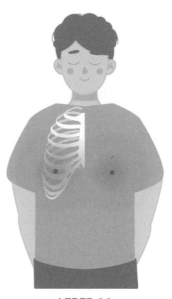

LEBER 14

AKUPRESSUR FÜR DEIN HOLZ-ELEMENT

Mit den Daumen sanft pulsierend massieren – jeweils links und rechts gleichzeitig.

❯ Gut fürs Holz-Element: *Leber 14* massieren!

Die Kraft der Farben: Grün

Auch Farben beeinflussen laut TCM deine Gesundheit und wie du dich fühlst: Grün harmonisiert dein Holz-Element. Du kannst Grün daher bewusst einsetzen, um dein Holz-Element zu pflegen, etwa indem du

- zwischendurch deine Aufmerksamkeit bewusst auf Grünes lenkst: etwa auf einen Baum oder eine Topf-Pflanze,
- dich ab und an grün kleidest; etwa ein grünes T-Shirt trägst,
- grüne Lebensmittel isst, zum Beispiel Erbsen,
- Akzente in deiner Wohnung setzt, zum Beispiel mit einem Farn oder einer Monstera,
- zwischendurch ein paar Atemzüge lang die Augen schließt und dir vorstellst, du wärst von Kopf bis Fuß in frühlingsgrünes Licht gehüllt.

❯ Gut fürs Holz-Element: Zwischendurch die Aufmerksamkeit auf Grünes lenken!

7

Die Kraft der gesunden Gewohnheiten

Vielleicht findest du hier ein paar Anregungen – für dein gesundes Holz-Element!

- In der Früh im Bett genüsslich strecken und dehnen – insbesondere die Seiten des Körpers, denn hier verläuft der Gallenblasenmeridian.
- Musik auflegen und wild tanzen.
- Bis 12 zählen und wieder zurück; insbesondere wenn du merkst, dass du dich gleich ärgern wirst.
- Zwischendurch Fäuste ballen und in die Luft boxen. Dabei laut ausatmen – auf aaaaaaaa!
- Wenn du wütend bist: Die Fäuste ballen und anschließend ganz bewusst die Hände entspannen und schütteln mit der Idee, dass du alles loslässt, was du nicht mehr brauchst.
- Wenn es Menschen gibt, mit denen du regelmäßig streitest, ein Codewort ausmachen, zum Beispiel *Auszeit*. Wenn du spürst, dass die Wut in dir aufsteigt, kannst du das Wort aussprechen und so klar signalisieren, dass du ein wenig Zeit brauchst, um durchzuatmen und dich wieder zu beruhigen. Das Gleiche gilt für dein Gegenüber.

❯ Gut fürs Holz-Element: Dich strecken und dehnen!

Die Kraft der Gedanken: Glücks-Sätze

In der dritten Phase unterstützen dich Sätze, die dir helfen, belastende Emotionen loszulassen, und dich etwa von Ärger, Wut und Reizbarkeit befreien. Hier ein paar Anregungen:

— Ich lasse Altes los und schaffe Raum für Neues.
— Ich lasse los.
— Ich lasse gelassen und entspannt los.
— Ich atme Altes aus und Neues ein.
— Ich lasse Altes gehen; Raum für Neues entsteht.
— Ich befreie mich mit jeder Bewegung mehr und mehr.
— Ich lasse gehen, was gehen will.
— Ich lasse entspannt und gelassen los, was nicht zu mir gehört.
— Ich verabschiede mich gelassen von dem, was gehen will.
— Ich spüre die Kraft der Natur.
— Ich spüre die Kraft des Holzes.
— Ich öffne mich für die Energie der Natur.
— Ich öffne mich für die Energie des Holzes.
— Meine Leber ist gesund.

❯ Gut fürs Holz-Element: Gedanken, die dich unterstützen, dich von belastenden Emotionen zu befreien!

So schützt du dein Holz-Element mit Hilfe von außen

Eine TCM-Ärztin, ein TCM-Praktiker oder eine Psychologin können dich unterstützen, dein Holz-Element zu harmonisieren.

Wie erkennst du, dass dein Holz-Element wieder gesund ist?

Wenn sich dein Holz-Element erholt, schenkt es dir Gelassenheit, Toleranz und Geschmeidigkeit. Du bleibst auch in stressigen Situationen entspannt. Du bist offen für Neues, begrüßt Veränderungen und siehst Aufgaben eher als aufregende Herausforderung denn als Stress. Sobald du folgende Fragen großteils mit *Ja* beantwortest, ist dein Holz-Element vermutlich in Harmonie:
— Kann ich gelassen auf Herausforderungen reagieren?
— Bin ich auch in stressigen Situationen tolerant und friedlich mir selbst und meinen Mitmenschen gegenüber?
— Genieße ich es, andere zu unterstützen und zu fördern?
— Kann ich selbstbewusst für meine Rechte und die meiner Mitmenschen einstehen?
— Lebe ich selbstbestimmt?
— Lebe ich im positiven Sinne eigensinnig?
— Bin ich offen für Neues?
— Kann ich mit Veränderungen entspannt umgehen?
— Bin ich tolerant auch Andersdenkenden gegenüber?

- Kann ich mit mir Fremdem gelassen umgehen?
- Kann ich mich wieder beruhigen, wenn ich mich ärgere?
- Kann ich meinen Ärger konstruktiv für positive Veränderung einsetzen?

Fazit: 3. Kategorie – Holz-Ungleichgewicht

Die Symptome der dritten Kategorie entsprechen aus TCM-Sicht einem Holz-Ungleichgewicht. Wenn du die Symptome bei dir erkennst, ist es laut TCM hilfreich, dein Holz-Element zu harmonisieren, etwa mit der Qigong-Übung für die dritte Burnout-Phase, der Holz-Übung.

Wie geht es weiter?

Holz und Erde in Harmonie

Harmonisierst du dein Holz-Element, wirkt sich das in der Folge positiv auf das Erde-Elemente aus – wie im ▶ Kap. 3 beschrieben (◧ Abb. 7.9).

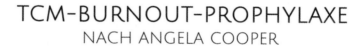

TCM-BURNOUT-PROPHYLAXE
NACH ANGELA COOPER

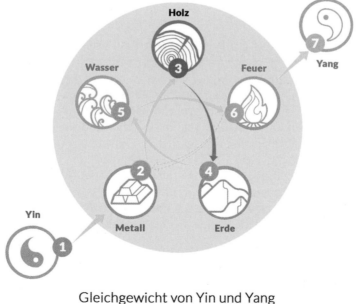

Gleichgewicht von Yin und Yang
und des Kontroll-Zyklus der 5 Elemente

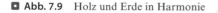 **Abb. 7.9**   Holz und Erde in Harmonie

Holz und Erde im Ungleichgewicht

Bleibt das Holz-Ungleichgewicht aber bestehen, gefährdet es das Erde-Element (siehe ► Kap. 3). Ein gestörtes Holz-Element führt daher oft zu einem Ungleichgewicht im Erde-Element und läutet damit die vierte Burnout-Phase ein (◘ Abb. 7.10). Wie sich diese zeigt, erfährst du im nächsten Kapitel.

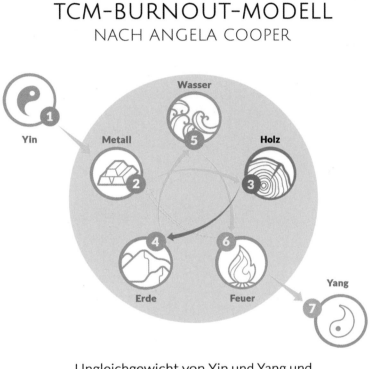

TCM-BURNOUT-MODELL
NACH ANGELA COOPER

Ungleichgewicht von Yin und Yang und
des Kontroll-Zyklus der 5 Elemente

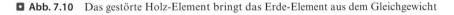

◘ **Abb. 7.10**   Das gestörte Holz-Element bringt das Erde-Element aus dem Gleichgewicht

Literatur

Zitierte Literatur

Burisch M (2010) Das Burnout-Syndrom – Theorie der inneren Erschöpfung. Springer, Berlin/ Heidelberg

Weiterführende Literatur

Lorenzen U, Noll A (2010) Die Wandlungsphasen der traditionellen chinesischen Medizin – Band 1: Die Wandlungsphase Holz. Müller & Steinicke, München

4. Burnout-Phase: Konzentrationsschwäche und Antriebslosigkeit – Erde-Ungleichgewicht

Inhaltsverzeichnis

Ergänzende Information Die elektronische Version dieses Kapitels enthält Zusatzmaterial, auf das über folgenden Link zugegriffen werden kann [https://doi.org/10.1007/978-3-662-63479-0_8]. Die Videos lassen sich durch Anklicken des DOI Links in der Legende einer entsprechenden Abbildung abspielen, oder indem Sie diesen Link mit der SN More Media App scannen.

© Springer-Verlag GmbH Deutschland, ein Teil von Springer Nature 2022
A. Cooper, *Erschöpfung und Burnout vorbeugen – mit Qigong und TCM*, https://doi.org/10.1007/978-3-662-63479-0_8

Fallbeispiel: Sahra E., Studentin, kann sich nicht konzentrieren

Sarah starrt seit Stunden in ihre Unterlagen, um für die Prüfung zu lernen. Den letzten Satz liest sie nun schon zum dritten Mal; sie legt ihren Kopf auf den Papierstapel. Ihr Heißhunger auf Schoko-Kekse wird unerträglich. Aber nein, sie hat keine Belohnung verdient: Sie hat fast alles vergessen, was sie gestern gelernt hat. Anderseits: Sie hat doch vor Kurzem gelesen, dass Süßes gut fürs Gehirn sei – ja überlebenswichtig? Vielleicht schafft sie es mit etwas Zucker doch noch, sich zu konzentrieren? Aber ging es wirklich um Schokolade in dem Artikel? Oder Obst? Die Zeitschrift hat sie doch aufgehoben, aber wo? Und ob sie einen Zahnarzt-Termin ausmachen soll – schon allein wegen all der Süßigkeiten? Wo ist nur wieder der Kalender? Oder soll sie doch ein wenig schlafen? Nein, keine Zeit! Sie versucht, die Augen offen zu halten. Sie hat eine schlaflose Nacht hinter sich, in der ihre Gedanken immer wieder um ihre Zukunft kreisten: Schafft sie es weiterhin, in der Nacht Kuchen für das Lokal ums Eck zu backen? Wie soll sie sich sonst ihr Studium finanzieren? Wieder in den Weihnachts-Ferien Nachhilfe geben? Bei diesem Gedanken verkrampft sich ihr Magen. Also her jetzt mit den Keksen! Aber dazu müsste sie aufstehen. Viel zu anstrengend!

8

4. Burnout-Phase: Erde-Ungleichgewicht

Die Konzentrations- und Entscheidungsschwäche, die Sarah E. erlebt, entspricht der 4. Kategorie des Burnout-Modells nach Burisch und deutet auf ein Erde-Ungleichgewicht hin. Es entspricht auch meinen Beobachtungen, dass während eines Burnout das Erde-Element leidet (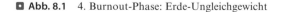 Abb. 8.1).

Erinnere ich mich an mein Burnout, taucht folgendes Bild auf: Ich grüble, meine Gedanken drehen sich im Kreis. Es fällt mir schwer, mich zu konzentrieren, zu lernen und ich schlafe schlecht. Gerade in der Nacht sorge ich mich um die Zukunft. Am nächsten Tag bin ich unausgeschlafen, erschöpft und habe Mühe, mich zu fokussieren. Ich kann mir nichts mehr merken. Ich bin so ausgelaugt, dass ich mich kaum aufraffen kann, mir etwas zu kochen; stattdessen verschlinge ich Schokolade.

All das deutet auf ein Erde-Ungleichgewicht hin, denn das *gesunde* Erde-Element sorgt für ausreichend Energie. Ist es aber geschwächt, wird es für Betroffene schwer, sich zu motivieren, kreativ zu sein oder auch nur die täglichen Herausforderungen zu meistern.

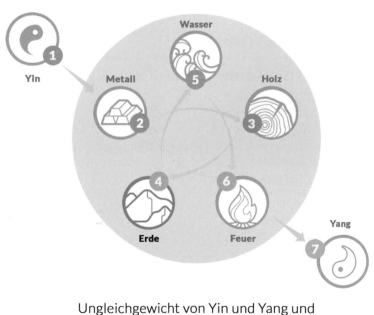

TCM-BURNOUT-MODELL
NACH ANGELA COOPER

Ungleichgewicht von Yin und Yang und
des Kontroll-Zyklus der 5 Elemente

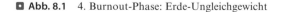 **Abb. 8.1**   4. Burnout-Phase: Erde-Ungleichgewicht

Der Intellekt wird ebenfalls mit dem Erde-Element assoziiert. Laut TCM hilft ein starkes Erde-Element, klar zu denken, sich zu entscheiden – aber auch die Fantasie spielen zu lassen.

All diese Fähigkeiten sind während eines Burnouts oft eingeschränkt. Matthias Burisch, Psychologe, zählt in der 4. Burnout-Kategorie zahlreiche Symptome auf, die an ein Erde-Ungleichgewicht erinnern. Im folgenden Abschnitt findest du eine Übersicht.

> **Übersicht: Symptome der vierten Burnout-Kategorie**
> Burisch beschreibt in seinem Buch *Das Burnout-Syndrom* (2010) unter anderem folgende Symptome:
> — Konzentrationsschwäche
> — Gedächtnisschwäche
> — Entscheidungsschwäche
> — Ungenauigkeit
> — verringerte Initiative
> — verringerte Fantasie

8

Im folgenden Abschnitt findest du eine Übersicht dieser Symptome aus TCM-Sicht: Darin vergleiche ich ein Erde-Ungleichgewicht mit der 4. Burnout-Kategorie laut Burisch (■ Abb. 8.2).

4. Burnout-Phase aus TCM-Sicht

Konzentrations-, Gedächtnis- und Entscheidungsschwäche, Ungenauigkeit

Wer in einem Burnout feststeckt, kann sich meist weder konzentrieren noch entscheiden. Das entspricht einem Erde-Ungleichgewicht: Betroffenen fällt es schwer, sich zu fokussieren; stattdessen grübeln sie und machen sich Sorgen. Auch in der Nacht drehen sich ihre Gedanken im Kreis. Darunter leidet der Intellekt, der dem Erde-Element zugeordnet ist: Man wird vergesslich und arbeitet ungenau.

Verringerte Fantasie

Fehlt die transformierende Kraft des Erde-Elements, schwindet die Fantasie; sie wird unter Sorgen und Grübeln begraben. Es kommt zu rigidem Schwarz-weiß-Denken.

Verringerte Initiative und Produktivität

Das Erde-Element versorgt uns mit frischer Lebenskraft. Ein Erde-Ungleichgewicht führt daher zu Erschöpfung und Antriebslosigkeit. Die extreme Müdigkeit vereitelt Produktivität: Es fällt schwer, die Initiative zu ergreifen, wenn die nährende Energie des Erde-Elements fehlt. Am liebsten möchte man sich nur hinlegen und schlafen.

Die vierte Burnout-Phase findest du auf einen Blick in ◧ Abb. 8.2.

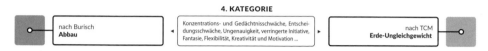

◧ **Abb. 8.2** Auf einen Blick: 4. Burnout-Phase

Energie statt Erschöpfung: Das gesunde Erde-Element als Burnout-Prophylaxe

Wir haben gesehen: Ist das Erde-Element aus dem Gleichgewicht geraten, fühlt man sich erschöpft, antriebslos, unmotiviert und kann sich kaum konzentrieren.

Ist das Erde-Element aber in Harmonie, schenkt dir das jede Menge frischer Energie. Du fühlst dich sicher und geborgen. Du bist achtsam, liebevoll und fürsorglich dir selbst und anderen gegenüber.

Du kannst dich konzentrieren, lernst gerne und kannst Informationen gut verarbeiten: Daraus schöpfst du deine Fantasie. Ein gesundes Erde-Element pflegt deine Intelligenz und Entscheidungskraft und schenkt dir jede Menge Kraft: So kannst du dich wieder voller Antrieb, Kreativität und Fantasie einsetzen für all das, was dir wichtig ist im Leben. Ein gesundes Erde-Element kann dir daher als Burnout-Prophylaxe dienen.

Aber woran erkennst du, ob dein Erde-Element gefährdet ist? Im nächsten Abschnitt findest du ein paar Fragen, um das zu klären.

Woran erkennst du, ob dein Erde-Element gefährdet ist?

Stell dir folgende Fragen und beantworte sie so ehrlich wie möglich, um ein Gefühl dafür zu bekommen, wie es um dein Erde-Element bestellt ist. Du kannst auch deine Liebsten bitten, die Fragen für dich zu beantworten.

- Bist du oft müde?
- Fällt es dir schwer, dich in stressigen Zeiten zu konzentrieren?
- Fällt es dir schwer, dich unter Stress zu entscheiden?
- Leidest du unter Vergesslichkeit, insbesondere wenn du gestresst bist?
- Wirst du ungenau, wenn du dich überfordert fühlst?
- Fühlst du dich erschöpft und antriebslos?

- Hast du nicht genug Energie, um die Initiative zu ergreifen?
- Leidest du oft unter Problemen mit dem Gewicht?
- Sorgst du dich häufig?
- Grübelst du in der Nacht und kannst daher nicht einschlafen?
- Drehen sich deine Gedanken im Kreis?
- Leidet deine Fantasie, wenn du gestresst bist?

Wenn du die Mehrzahl dieser Fragen mit *Ja* beantwortest, ist dein Erde-Element womöglich aus dem Gleichgewicht geraten.

Wie kannst du dein Erde-Element schützen?

Du kannst dein Erde-Element mithilfe der TCM pflegen – etwa mit Qigong, TCM-Ernährung, Selbstheilmassage und Meditation (◘ Abb. 8.3). In den folgenden Abschnitten findest du Angebote, wie du von früh bis spät dein Erde-Element harmonisierst.

❯ Harmonisiere dein Erde-Element und du fühlst dich geborgen, sicher und energiegeladen zugleich!

◘ **Abb. 8.3**   Das Erde-Element schützen

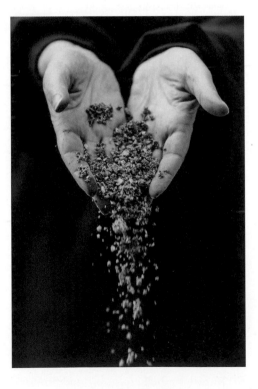

So schützt du dein Erde-Element mit Qigong in der Früh

Die Erde-Übung für die 4. Burnout-Phase

So fühlst du dich energiegeladen statt antriebslos

Die Erde-Übung harmonisiert dein Erde-Element; sie bietet für die 4. Burnout-Phase gezielte Lösungs-Angebote für Körper, Seele und Geist.

Wann und wie lange üben?

Um dein Erde-Element zu schützen, führst du die Übung am besten gleich in der Früh nach dem Aufstehen jeweils dreimal aus. So beginnst du deinen Tag voller Energie.

Übungsbeschreibung

- **Vorbereitung**

Du sitzt oder stehst aufrecht in der Qigong-Grundhaltung.

- **Körper/Bewegung**

Du legst die Handrücken aneinander und führst sie über die Mittellinie deines Körpers nach oben bis auf Brusthöhe. Anschließend bewegst du deine Hände in einer runden Bewegung nach vorne, als würdest du ein Geschenk anbieten. Danach senkst du die Arme.

- **Atem**

Du lässt deinen Atem frei und intuitiv durch die Nase ein- und ausfließen. Dein Bauch dehnt sich beim Einatmen aus und zieht sich beim Ausatmen wieder sanft nach innen.

- **Geist/Vorstellung**

Du bist von frischer Energie umgeben; du spürst sie in dir und um dich herum. Die Erde schenkt dir Kraft.

■ **Glücks-Satz**

Die Übung wirkt noch intensiver, wenn du sie mit dem Glücks-Satz verbindest. Dazu sprichst du während des Übens folgenden Satz aus – in Gedanken oder laut: *Ich spüre frische Energie in mir und um mich herum* (◘ Abb. 8.4a-e).

Möchtest du dir die Erde-Übung ansehen? Hierzu gibt es ein Mitmach-Video (◘ Abb. 8.4e, Video 4).

Nachwirken lassen

Vielleicht gönnst du dir nach dem Üben ein wenig Zeit nur für dich? Du kannst dich etwa ins Sofa kuscheln, einen Tee trinken, aus dem Fenster schauen oder eine Weile hinlegen. So wirkt die Übung noch intensiver – und du stärkst deine Lebensenergie, dein Qi, noch mehr.

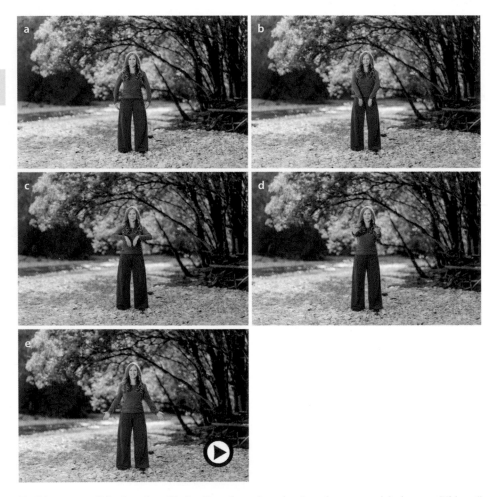

◘ **Abb. 8.4** **a** Ich. **b** spüre frische Energie. **c** in mir. **d** und. **e** um mich herum (Video 4) (▶ https://doi.org/10.1007/000-797)

Wirkung

- **Psyche**

Die 4. Burnout-Phase ist mit belastenden Glaubenssätzen verbunden wie etwa: *Ich kann mich nicht motivieren*! Das wirkt wie eine selbsterfüllende Prophezeiung: Je mehr du darüber nachdenkst, desto weniger bist du tatsächlich motiviert. Der Gedanke *Ich spüre frische Energie in mir und um mich herum* lenkt deine Aufmerksamkeit wieder auf deine Stärken, die dir in der 4. Burnout-Phase helfen können!

- **Körper**

Bei dieser Übung führst du Bewegungen aus, die signalisieren, dass du energiegeladen bist – und zwar nicht nur deiner Umwelt, sondern auch deinem Gehirn. Dadurch wird für Körper, Seele und Geist mehr und mehr dein Glücks-Satz Realität: *Ich spüre frische Energie in mir und um mich herum.*

- **Atem**

Die Übung vertieft deine Atmung, dadurch tankst du frische Energie.

- **Energie**

Diese Übung harmonisiert die Energie-Leitbahnen des Erde-Elements – nämlich den Magen- und den Milz-Meridian. So nährst du mit der Übung wichtige Akupressur-Punkte der Erde-Meridiane. Fließt das Qi ausreichend und frei durch die Erde-Meridiane, stärkt das laut TCM:

- Energie,
- Konzentrationsfähigkeit,
- Klarheit,
- Intelligenz,
- Humor und
- Fantasie.

- **Allgemein**

Bei der Übung sind Körperhaltung, Bewegung, Atem, Qi (Lebens-Energie), Vorstellungskraft und Gedanken (Glücks-Satz) harmonisch aufeinander abgestimmt, sodass die Übung ganzheitlich und intensiv bis in die Tiefe wirkt.

> Mit der Erde-Übung in der Früh stimmst du dein Unbewusstes auf einen Tag voller frischer Energie ein!

Wie du deinen Tag beginnst, färbt die Stimmung bis zum Abend. Aber auch untertags kannst du immer wieder frische Energie tanken: Vielleicht möchtest du mittags nochmal deinem Erde-Element Gutes tun? Im nächsten Abschnitt findest du einige TCM-Ernährungs-Tipps von Katharina Ziegelbauer sowie ein TCM-Rezept von Gerlinde Winkler.

So schützt du dein Erde-Element mit einer TCM-Mahlzeit zu Mittag

Hier findest du TCM-Ernährungs-Tipps fürs Erde-Element von der TCM-Ernährungs-Expertin Katharina Ziegelbauer.

■■ **Angela Cooper**

In der 4. Burnout-Phase kommt es zu Konzentrations-, Gedächtnis- und Entscheidungs-Schwäche; die Fähigkeit, Inhalte zu verarbeiten, geht verloren. Außerdem kommt es zu verringerter Initiative; man wird müde, antriebs- und energielos. Das Erde-Element ist im Ungleichgewicht. Hast du Tipps für diese Phase?

■■ **Katharina Ziegelbauer**

Ja. Zum Erd-Element gehört die gelbe, die braune und orange Farbe dazu, also so etwas wie Kartoffeln, Mais oder Polenta. Kürbis, jetzt im Herbst aktuell, stärkt ebenfalls das Erd-Element. Die Organe sind Milz und Magen und der Geschmack ist natursüß. Ich sage immer extra natursüß, weil die Süße nicht vom raffinierten Zucker kommt. Gemeint ist das Süß von Karotten zum Beispiel – auch ein super Erdnahrungsmittel, zum Beispiel als Karottensuppe – oder von einem Apfelkompott. Und prinzipiell sind da alle natursüßen Nahrungsmittel inbegriffen. Auch Getreide und Fleisch gehören da dazu. Wenn man Fleisch nicht würzt, schmeckt es nach nichts. Also alles, was eigentlich „fad" schmeckt, gehört dann zum Natursüßen, zum Erdelement. Auch Hülsenfrüchte und viele Gemüsesorten. Die Fette sind da drinnen, die Nüsse, die Samen, all das gehört zum natursüßen Geschmack. Und wenn man dann die passende Farbe dazu hat, wird das Erdelement extra gestärkt.

❯ Dem Erde-Element ist die Farbe Gelb zugeordnet und der natursüße Geschmack.

Hast du beim Lesen Lust bekommen, dir eine gesunde und gleichzeitig schmackhafte Mahlzeit zu kochen? Im nächsten Abschnitt findest du Gerlindes TCM-Rezept fürs Erde-Element.

Polenta-Monde

TCM-Rezept zum Harmonisieren des Erde-Elements von Gerlinde Winkler, TCM-Energetikerin[1]

Zutaten für die Polenta-Monde
- 250 g Maisgrieß für Polenta
- Butter
- Salz, Muskatnuss, Macis
- Öl
- Parmesan, geschälte Hanfsamen, geriebene Haselnüsse

Zutaten für die Kürbiscreme
- 600 g Hokkaidokürbis
- 4 EL Haferflocken
- 100 ml Gemüsebrühe
- Salz, Kurkuma, Chili

Zubereitung
- 250 g Maisgrieß für Polenta mit 1 EL Butter, Salz und je 1 Prise geriebener Muskatnuss und Macis in knapp 1 Liter kochendes Wasser einrühren.
- Langsam auf kleiner Stufe unter Rühren zu einem dicken Brei köcheln lassen.
- Zugedeckt für ca. ¼ Std. auf ausgeschalteter Platte ziehen lassen.
- Eine große Auflaufschale oder Backblech ölen, die Polenta-Masse ca. 2 cm dick aufstreichen und abkühlen lassen.
- Monde ausstechen.
- Die Polenta-Monde auf Backpapier auf ein Backblech auslegen, mit Öl bestreichen und mit fein geriebenem Parmesan, geschälten Hanfsamen oder geriebenen Haselnüssen bestreut im vorgeheizten Ofen überbacken.

Dazu passt: Kürbiscreme oder Fenchelgemüse.

Für die Kürbiscreme ca. 600 g entkernten Hokkaidokürbis mit Schale in Würfel schneiden, mit 4 EL Haferflocken in etwas Olivenöl gut anrösten, mit 100 ml Gemüsebrühe aufgießen, mit Salz, Kurkuma und etwas Chili würzen und zugedeckt in etwa 10 min weichdünsten, pürieren.

Für das Fenchelgemüse die gesäuberte Fenchelknolle würfelig schneiden, kurz anrösten und mit etwas Gemüsebrühe bissfest dünsten. Mit Salz, Pfeffer und einer Prise Anis würzen und vor dem Servieren mit etwas Trüffelöl beträufeln.

Lass es dir schmecken! Vielleicht möchtest du am Abend nochmal deinem Erde-Element Gutes tun? Dann bietet sich die Milz-Meditation an. Mehr dazu im nächsten Abschnitt!

---

1 Anmerkung von Gerlinde Winkler: Dieses Rezept ist speziell zum beschriebenen Energiezustand kreiert und unterstützt die Harmonisierung des Erde-Elements. Die Wirkung ergibt sich sowohl durch die aufeinander abgestimmten Zutaten und Gewürze als auch durch die Zubereitungsarten in den einzelnen Schritten. Um die optimale Wirkung zu genießen, empfiehlt es sich daher, auch die Details in der Zubereitung zu beachten. Mengenangaben für ca. 4 Portionen. Dieses vegetarische Rezept kann mit Leichtigkeit vegan zubereitet werden: einfach statt Parmesan und Butter die entsprechenden veganen Produkte verwenden.

◧ **Abb. 8.5**   Die Milz-Meditation – gelbes Licht strömt zur
Milz

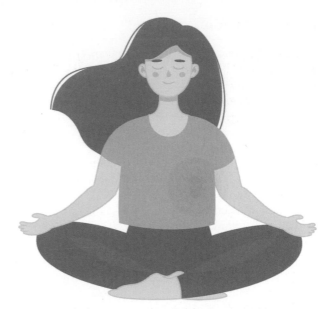

8

MILZ-MEDITATION
FÜR DEIN ERDE-ELEMENT

Einatmen: Gelbes Licht strömt zur Milz.
Ausatmen: Das Licht fließt zum Unterbauch.

So schützt du dein Erde-Element mit Meditation am Abend

Die Milz-Meditation pflegt dein Erde-Element (◧ Abb. 8.5). Du kannst sie einige
Minuten lang vor dem Einschlafen ausführen – wenn du magst, sogar im Bett.

Milz-Meditation

- **Körper**
Du stehst oder sitzt aufrecht in der Qigong-Grundhaltung oder du liegst am Rücken.

- **Atem**
Du lässt deinen Atem frei durch die Nase ein- und ausströmen. Dein Bauch dehnt
sich beim Einatmen sanft aus, beim Ausatmen zieht er sich wieder sanft nach innen.

■ **Vorstellung**

Beim Einatmen:

Jede Pore deiner Haut öffnet sich; warmes honiggelbes Licht strömt über die Haut bis zur Milz, umhüllt und reinigt sie. Das Licht entspricht dem Gelb, das entsteht, wenn Sonne durch Honig scheint.

Beim Ausatmen:

Das honiggelbe Licht strömt von der Milz zum Unterbauch – zum Dantian, dem Energiezentrum unterhalb deines Nabels.

 Meditierst du vor dem Einschlafen, wirkt das nach: die ganze Nacht hindurch. Die Milz-Meditation pflegt die Erde-Qualitäten – etwa Geborgenheit und Genuss.

Nun hast du einige Möglichkeiten entdeckt, wie du dein Erde-Element harmonisieren kannst – vom Morgen-Qigong über TCM-Mittagessen bis zur Abend-Meditation. Im nächsten Abschnitt findest du weitere TCM-Tipps, wie du dein Erde-Element pflegst – und zwar in wenigen Minuten!

So schützt du dein Erde-Element zwischendurch

Folgende Anregungen kannst du mühelos im Alltag umzusetzen: So sammelst du zwischendurch Energie und nährst dein Erde-Element.

Die Kraft der Selbstheil-Massage: Magen- und Milz-Meridian

Du kannst diese Massage immer wieder ausführen, wenn du gerade einen Energie-Schub brauchst. Dazu kannst du stehen, sitzen oder liegen.

Du streichst großflächig über den Magen-Meridian (◼ Abb. 8.6): mit der rechten Hand beginnst du unterhalb des linken Auges über Gesicht, Brust und Bauch und vorne über die Außenseite des linken Beins bis zum zweiten Zeh. Anschließend streichst du großflächig mit der rechten Hand über den Milz-Meridian (◼ Abb. 8.7): vom linken großen Zeh vorne über die Innenseite des linken Beins über den Bauch bis zum Brustbereich (seitlich). Danach wiederholst du die Massage auf der anderen Seite. Dreimal abwechselnd links und rechts wiederholen – oder so oft es dir gerade guttut.

Der Magen-Meridian

Der Magen-Meridian beginnt unterhalb des Auges und verläuft über die Vorderseite des Körpers bis zum zweiten Zeh. Innerlich ist der Meridian unter anderem mit Magen und Milz verbunden.

◨ **Abb. 8.6**   Der Magen-Meridian

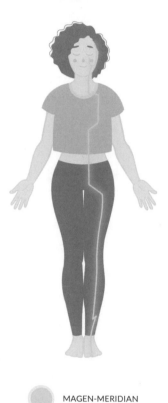

MAGEN-MERIDIAN

8

Der Milz-Meridian

Der Milz-Meridian beginnt am großen Zeh. Er fließt über die Innenseite des Beins, weiter über den Bauch und bis zum Brustbereich (seitlich). Innerlich ist der Meridian unter anderem mit Magen und Milz verbunden.

◘ **Abb. 8.7**   Der Milz-Meridian

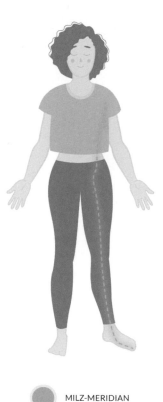

MILZ-MERIDIAN

❯ Gut fürs Erde-Element: Magen- und Milz-Meridian massieren!

Die Kraft der Akupressur: Milz 21

Mit dieser Akupressur pflegst du dein Erde-Element. Besonders wohltuend ist sie, wenn du sie immer wieder zwischendurch ausführst. Du kannst dabei sitzen, stehen oder liegen. Du massierst sanft pulsierend mit den Mittelfingern den Akupressur-Punkt *Milz 21*, jeweils links und rechts gleichzeitig – drei tiefe Atemzüge lang. *Milz 21* befindet sich unterhalb der Achsel (siehe Grafik ◘ Abb. 8.8).

❯ Gut fürs Erde-Element: *Milz 21* massieren!

◘ **Abb. 8.8**   Milz 21 massieren für dein
Erde-Element

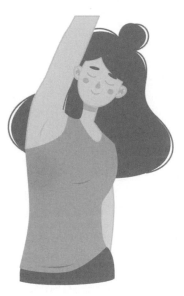

MILZ 21

AKUPRESSUR FÜR DEIN
ERDE-ELEMENT

Mit den Mittelfingern sanft pulsierend
massieren – jeweils links und
rechts gleichzeitig.

Die Kraft der Farben: Gelb

Auch Farben beeinflussen laut TCM deine Gesundheit und wie du dich fühlst: warmes Gelb harmonisiert dein Erde-Element. Du kannst Gelb daher bewusst einsetzen, um dein Erde-Element zu pflegen, etwa indem du
— zwischendurch deine Aufmerksamkeit bewusst auf Gelbes lenkst: etwa auf eine gelbe Blume,

- dich ab und an gelb kleidest; zum Beispiel einen honiggelben Pullover trägst,
- gelbe Lebensmittel isst, zum Beispiel Mais,
- Akzente in deiner Wohnung setzt, zum Beispiel mit einer Sonnenblume,
- zwischendurch ein paar Atemzüge lang die Augen schließt und dir vorstellst, du wärst von Kopf bis Fuß in honiggelbes Licht gehüllt.

❯ Gut fürs Erde-Element: Zwischendurch die Aufmerksamkeit auf Gelbes lenken!

Die Kraft der gesunden Gewohnheiten

Hier ein paar Ideen für dein gesundes Erde-Element! Machst du dir eine davon zur Gewohnheit, hast du bereits viel gewonnen. Denn Gewohnheiten haben große Wirkung!
- Regelmäßig in der Natur spazieren oder wandern.
- Wenn du gerade besonders viel denkst oder lernst: Immer wieder zwischendurch sanft bewegen und dabei besonders die Vorderseite des Körpers strecken oder abklopfen. Hier verlaufen der Magen- und der Milz-Meridian.
- Deine Gedanken aufschreiben, um sie zu ordnen.
- Aufmerksamkeit auf die Füße legen und den Kontakt zum Boden spüren.
- Mit Familie, Freundinnen und Freunden treffen, gemeinsam kochen, essen, lernen, kreativ sein oder singen. All das tut dem Erde-Element besonders gut.
- Dir zwischendurch bewusst machen, wo und wann du dich bereits energiegeladen fühlst.

❯ Gut fürs Erde-Element: Den Boden unter den Füßen spüren!

Die Kraft der Gedanken: Glücks-Sätze

In der 4. Phase unterstützen dich Sätze, die dir Energie und Motivation vermitteln, sowie das Gefühl, dass du geerdet bist und in deiner Mitte. Hier ein paar Ideen:

- Die Kraft der Erde steigt auf, nährt mich von innen und breitet sich aus.
- Ich bin energiegeladen.
- Ich bin motiviert.
- Ich bin geerdet.
- Ich bin in meiner Mitte.
- Ich spüre die Energie in mir und um mich herum.
- Ich bin geerdet und zentriert; ich lasse meine Fantasie sprühen.
- Ich bin achtsam.
- Ich bin konzentriert.
- Die Kraft der Erde stärkt mich: innen und außen.

- Ich spüre die Kraft der Erde.
- Ich öffne mich für die Energie der Erde
- Meine Milz ist gesund.

❯ Gut fürs Erde-Element: Gedanken, die dir frische Energie schenken!

So schützt du dein Erde-Element mit Hilfe von außen

Eine TCM-Ärztin, TCM-Praktiker oder eine Psychologin können dich unterstützen, dein Erde-Element wieder zu stärken.

Wie erkennst du, dass dein Erde-Element wieder gesund ist?

Wenn sich dein Erde-Element erholt, schenkt es dir Ruhe, Konzentrationsfähigkeit und frischen Antrieb. Sobald du folgende Fragen großteils mit Ja beantwortest, ist dein Erde-Element vermutlich in Harmonie:
- Kann ich mich auch in herausfordernden Zeiten konzentrieren?
- Kann ich kreativ mit Herausforderungen umgehen?
- Kann ich neue Inhalte verdauen?
- Kann ich mich konzentrieren?
- Kann ich meine Gedanken ordnen?
- Bin ich zuversichtlich?
- Schlafe ich tief und fühle mich in der Früh erholt?

Fazit: 4. Kategorie – Erde-Ungleichgewicht

Die 4. Kategorie einspricht einem Erde-Ungleichgewicht. Wenn du die weiter oben beschriebenen Symptome bei dir erkennst, wäre es laut TCM wichtig, dein Erde-Element zu harmonisieren, etwa mit der Qigong-Übung für die 4. Burnout-Phase: der Erde-Übung.

Wie geht es weiter?

Erde und Wasser in Harmonie

Schaffst du es mit Qigong oder anderen Methoden, dein Erde-Element zu harmonisieren, wirkt sich das in der Folge auch positiv auf das Wasser-Element aus – wie im dritten Kapitel beschrieben (siehe auch ◘ Abb. 8.9).

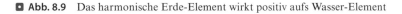

Gleichgewicht von Yin und Yang
und des Kontroll-Zyklus der 5 Elemente

◘ **Abb. 8.9** Das harmonische Erde-Element wirkt positiv aufs Wasser-Element

Erde und Wasser im Ungleichgewicht

Bleibt das Erde-Ungleichgewicht aber bestehen, gefährdet das in der Folge auch das Wasser-Element (◘ Abb. 8.10). Mehr dazu findest du bei Interesse im ▶ Kap. 3. Ein gestörtes Erde-Element führt daher oft zu einem Ungleichgewicht im Wasser-Element und läutet so die 5. Burnout-Phase ein – und um diese geht es im nächsten Kapitel.

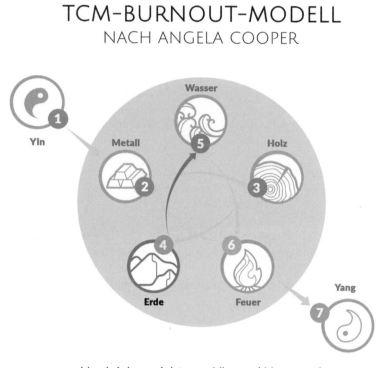

TCM-BURNOUT-MODELL
NACH ANGELA COOPER

Ungleichgewicht von Yin und Yang und
des Kontroll-Zyklus der 5 Elemente

◘ **Abb. 8.10**   Das gestörte Erde-Element bringt das Wasser-Element aus dem Gleichgewicht

Literatur

Zitierte Literatur

Burisch M (2010) Das Burnout-Syndrom – Theorie der inneren Erschöpfung. Springer, Berlin/ Heidelberg

Weiterführende Literatur

Lorenzen U, Noll A (2012) Die Wandlungsphasen der traditionellen chinesischen Medizin – Band 3: Die Wandlungsphase Erde. Müller & Steinicke, München

8

5. Burnout-Phase: Verflachung der Gefühle und Eigenbrötelei – Wasser-Ungleichgewicht

Inhaltsverzeichnis

Ergänzende Information Die elektronische Version dieses Kapitels enthält Zusatzmaterial, auf das über folgenden Link zugegriffen werden kann [https://doi.org/10.1007/978-3-662-63479-0_9]. Die Videos lassen sich durch Anklicken des DOI Links in der Legende einer entsprechenden Abbildung abspielen, oder indem Sie diesen Link mit der SN More Media App scannen.

© Springer-Verlag GmbH Deutschland, ein Teil von Springer Nature 2022
A. Cooper, *Erschöpfung und Burnout vorbeugen – mit Qigong und TCM*, https://doi.org/10.1007/978-3-662-63479-0_9

Fallbeispiel: Walter K., Lehrer, wird zum Eigenbrötler

Walter starrt an die Wand. Das Telefon läutet. Er zuckt zusammen. Es ist seine Schwester. Er geht nicht dran. Er fühlt sich einsam, aber gleichzeitig möchte er niemanden sehen. Er will sich die Geschichten seiner Mitmenschen nicht mehr anhören: Er hat Angst davor, in ihre Probleme hineingezogen zu werden. Warum soll er sich ständig in die dumpfe Gedankenwelt anderer hineinversetzen? Er hat genug eigene Ängste und Probleme. Er möchte seine Ruhe haben. Die Gespräche mit seiner Familie und Bekannten öden ihn an – genauso wie sein Beruf als Lehrer und seine ehemaligen Hobbies.

Er fühlt sich innerlich leer. Sogar zu lesen, langweilt ihn, obwohl er sich schon als Kind jede Nacht mit einem Buch unter der Decke versteckte. Als Jugendlicher vertiefte er sich in die Philosophie – und entwickelte ein tiefes Interesse an den Römern: Wie sie lebten, was sie dachten! Bis tief in die Nacht diskutierte er mit seiner Freundin darüber, auf welche Art Marc Aurels Worte unser Leben bis heute beeinflussen. Walter liebte es, den Dingen auf den Grund zu gehen.

Aber heute hat er keine Lust, sich in andere Welten zu vertiefen. Was haben die schon mit seinem Leben zu tun? Sie helfen ihm auch nicht weiter! Er fürchtet sich schon jetzt vor dem nächsten Schultag: Morgen hat er wieder die 4b; eine Klasse voller brüllender Kinder. Kein Wunder, dass es ständig in seinen Ohren rauscht. Das geht an die Substanz. Aber damit nicht genug: Stundenlang sitzt er jeden Nachmittag gebückt am Schreibtisch und korrigiert Aufsätze. Das langweilt ihn nicht nur, sondern schmerzt auch am Rücken: Es geht ihm an die Nieren.

5. Burnout-Phase: Wasser-Ungleichgewicht

Walter K. hat jeden Tiefgang verloren; er ist gelangweilt, eigenbrötlerisch und einsam. Er ist mit sich selbst beschäftig, etwa mit seinen Ängsten und seiner inneren Leere. Das ist typisch für die 5. Burn-out-Phase und entspricht einem Wasser-Ungleichgewicht (◼ Abb. 9.1).

Nach dem Fünf-Elemente-Modell werden mit dem Wasser-Element Urkraft, Urvertrauen sowie die Bewegungsrichtung *nach innen und unten* assoziiert. Daher gehören Innerlichkeit und Tiefgang zum gesunden Wasser-Element.

Ist dein Wasser-Element in Harmonie, liebst du die innere Einkehr, um in die Tiefe zu gehen und deinen Gedanken und Gefühlen auf den Grund zu gehen. Die Jahreszeit des Wasser-Elements ist der Winter, wo sich die Kraft der Natur zurückzuziehen scheint, damit sich im Verborgenen Neues entwickeln kann. Und genauso wie sich die Menschen früher im Winter an den Ofen kuschelten und nicht mehr raus aufs Feld mussten, so gehört zum Wasser-Element der bewusste Rückzug, um sich zu sammeln und seine innerste Bestimmung zu finden.

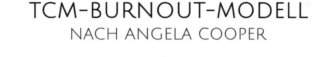

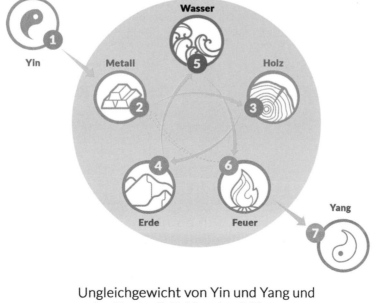

Ungleichgewicht von Yin und Yang und
des Kontroll-Zyklus der 5 Elemente

◼ **Abb. 9.1**   5. Burnout-Phase: Wasser-Ungleichgewicht

Steigert sich die Innenschau aber zu Eigenbrötelei, wird das Wasser-Element geschädigt: Man fühlt sich leer und einsam; tiefe Beziehungen lösen sich auf; diese sind aber fürs Wasser-Element ebenso wichtig wie ausreichende Rückzugs-Möglichkeiten.

Ein Wasser-Ungleichgewicht zeigt sich aber nicht nur darin, dass sich jemand *zu viel* zurückzieht – auch *zu wenig* Rückzug schadet dem Wasser-Element: Innigkeit und Tiefgang schwinden; dadurch verflachen sowohl Gefühle als auch das geistige Leben. Es machen sich Langeweile, Leere und Gleichgültigkeit breit. Die Folge ist wieder: Betroffene werden einsam und eigenbrötlerisch. Das entspricht der 5. Kategorie laut Burisch.

Übersicht: Symptome der 5. Burnout-Kategorie

Der Psychologe Matthias Burisch beschreibt in seinem Buch *Das Burnout-Syndrom* (2010) unter anderem folgende Symptome:

- Verflachung des geistigen Lebens
- Verflachung des emotionalen Lebens
- Langeweile
- Gleichgültigkeit
- Verflachung des sozialen Lebens
- Eigenbrötelei
- Einsamkeit

Im folgenden Abschnitt findest du eine Übersicht dieser Symptome aus TCM-Sicht: Darin vergleiche ich ein Wasser-Ungleichgewicht mit der 5. Burnout-Kategorie (◘ Abb. 9.2).

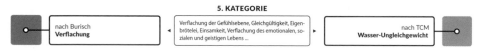

◘ **Abb. 9.2**   Auf einen Blick: 5. Burnout-Phase

5. Burnout-Phase aus TCM-Sicht

Verflachung des geistigen und emotionalen Lebens, Langeweile und Gleichgültigkeit

Ist dein Wasser-Element in Harmonie, liebst du es, in die Tiefe zu gehen, den Dingen auf den Grund zu gehen. Gerät das Wasser-Element aus dem Gleichgewicht, geht das an die Substanz: Es bleibt keine Energie für Tiefgründigkeit; der Wunsch erlischt, sich zu vertiefen; die Gefühle und das geistige Leben verflachen. Man reagiert gleichgültig, gelangweilt und fühlt sich leer.

Verflachung des sozialen Lebens, Eigenbrötelei und Einsamkeit

Durch die Verflachung des sozialen Lebens kommt es zu Einsamkeit und Eigenbrötelei. Sich gelegentlich zurückzuziehen, um in die Tiefe zu gehen, ist wichtig
fürs Wasser-Element. Führt der Rückzug aber nicht zu Tiefgang, sondern zu Einsamkeit und Eigenbrötelei, ist das Wasser-Element geschädigt.

Die fünfte Burnout-Phase findest du auf einen Blick in ◘ Abb. 9.2.

Urvertrauen statt Einsamkeit: Das gesunde Wasser-Element als Burnout-Prophylaxe

Wir haben gesehen: Ist das Wasser-Element geschwächt, kommt es unter anderem
zu einer Verflachung der Gefühle. Ein *gesundes* Wasser-Element hingegen schenkt
dir die Fähigkeit, in die Tiefe zu gehen – und den Dingen auf den Grund!

Mit dem harmonischen Wasser-Element wird in der Fünf-Elemente-Lehre Urkraft und Urvertrauen verbunden: Du fühlst dich innerlich und äußerlich kraftvoll, psychisch und physisch stark und kannst so einem Burnout entgegenwirken.

Das gesunde Wasser-Element wird außerdem assoziiert mit Tiefgründigkeit
und der innersten Kraft, aber auch einer starken Grundsubstanz und Konstitution.
Erkennst du diese Qualitäten bei dir, ist dein Wasser-Element wahrscheinlich kraftvoll und in Harmonie.

Aber wie erkennst du, wenn dein Wasser-Element aus dem Gleichgewicht gerät? Darum geht es im nächsten Abschnitt.

Woran erkennst du, ob dein Wasser-Element gefährdet ist?

Stell dir die folgenden Fragen und beantworte sie so ehrlich wie möglich, um ein
Gefühl dafür zu bekommen, wie es um dein Wasser-Element bestellt ist. Du kannst
auch deine Liebsten, Kolleginnen oder Verwandte bitten, die Fragen in Bezug auf
dich zu beantworten. Der Blick von außen kann dir helfen, ein klareres Bild zu bekommen.

- Lebst du zurückgezogen?
- Hast du den Eindruck, dass du dich womöglich eigenbrötlerisch verhältst? Be-
  kommst du das von deiner Umwelt zu hören?
- Fällt es dir schwer, dich in etwas zu vertiefen?
- Hattest du früher große Freude daran, den Dingen auf den Grund zu gehen,
  aber inzwischen ist dir diese Fähigkeit verloren gegangen?
- Ängstigst du dich oft?
- Bist du tief erschöpft?
- Geht dir Stress an die Nieren? Greift er deine Substanz an?

Wenn du die Mehrzahl dieser Fragen mit *Ja* beantwortest, ist dein Wasser-
Element womöglich aus dem Gleichgewicht geraten.

Wie kannst du dein Wasser-Element schützen?

Du kannst dein Wasser-Element mithilfe der TCM pflegen – etwa mit Qigong, TCM-Ernährung, Selbstheilmassage und Meditation (◘ Abb. 9.3). In den folgenden Abschnitten findest du Angebote, wie du dein Wasser-Element harmonisierst: von der Früh bis zum Abend!

❯ Nähre dein Wasser-Element und du stärkst deine Urkraft!

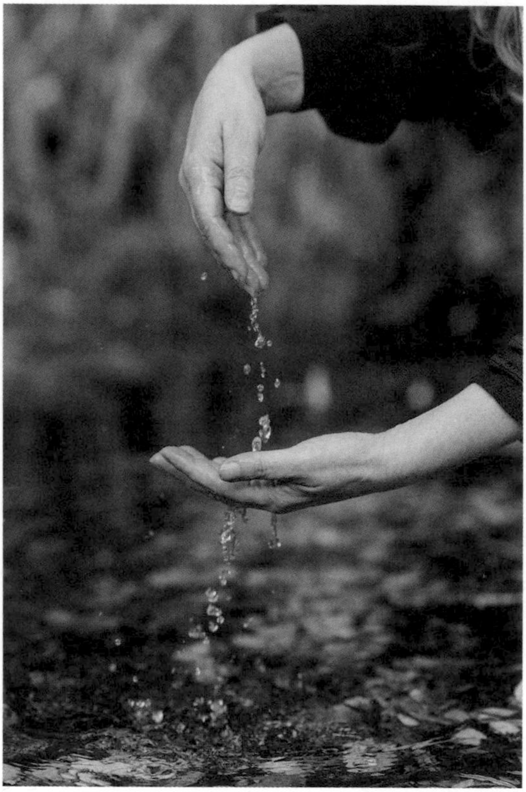

◘ **Abb. 9.3** Das Wasser-Element schützen

So schützt du dein Wasser-Element mit Qigong in der Früh

Die Wasser-Übung für die 5. Burnout-Phase

So entdeckst du deine Urkraft, statt an der Oberfläche zu bleiben

Mit der Wasser-Übung nährst du dein Wasser-Element. Die Übung bietet für die 5. Burnout-Phase gezielte Lösungs-Angebote für Körper, Seele und Geist.

Wann und wie lange üben?

Um dein Wasser-Element zu schützen, führst du die Übung am besten gleich in der Früh nach dem Aufstehen jeweils dreimal aus. So beginnst du deinen Tag damit, deine Urkraft zu pflegen.

Übungsbeschreibung

- **Vorbereitung**

Du sitzt oder stehst aufrecht in der Qigong-Grundhaltung.

- **Körper/Bewegung**

Du breitest die Arme in einer kreisförmigen Bewegung weit aus, als würdest du Energie einsammeln. Anschließend führst du die Hände zum Körper und streichst mit den Handrücken über deinen Rücken.

- **Atem**

Du lässt deinen Atem frei und intuitiv durch die Nase ein- und ausfließen. Dein Bauch dehnt sich beim Einatmen aus und zieht sich beim Ausatmen wieder sanft nach innen.

- **Geist/Vorstellung**

Du bist umgeben von der Urkraft und sammelst sie ein. Du stärkst dir den Rücken!

- **Glücks-Satz**

Die Übung wirkt noch intensiver, wenn du sie mit dem Glücks-Satz verbindest. Dazu sprichst du während des Übens folgenden Satz aus – in Gedanken oder laut: *Ich umarme die Urkraft und stärke mir den Rücken* (◘ Abb. 9.4a–d).

Möchtest du dir die Wasser-Übung ansehen? Hierzu gibt es ein Mitmach-Video (◘ Abb. 9.4d, Video 5).

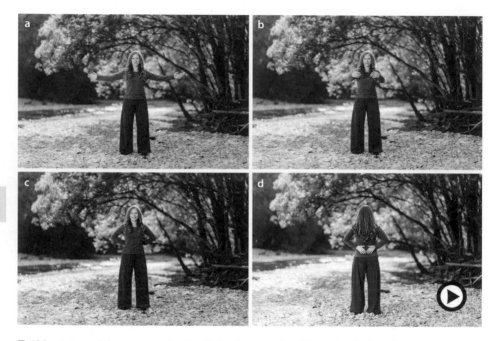

◘ **Abb. 9.4** **a** Ich umarme. **b** die Urkraft. **c** und stärke mir. **d** den Rücken (Video 5) (▶ https://doi.org/10.1007/000-798)

Nachwirken lassen

Idealerweise gönnst du dir nach dem Üben ein wenig Zeit nur für dich. Du kannst dich etwa ins Sofa kuscheln, einen Tee trinken, aus dem Fenster schauen oder eine Weile hinlegen. Oder du gehst eine Runde spazieren? So wirkt die Übung noch intensiver – und du stärkst deine Lebensenergie, dein Qi, noch mehr.

Wirkung

- **Psyche**

Die 5. Burnout-Phase ist mit belastenden Gedanken verbunden, wie etwa: *Ich möchte mich auf nichts mehr einlassen.* Der Glücks-Satz *Ich umarme die Urkraft und stärke mir den Rücken* lenkt deine Aufmerksamkeit wieder auf die Stärken, die dir in der 5. Burnout-Phase helfen können!

■ **Körper**

Bei dieser Übung führst du Bewegungen aus, die symbolisieren, dass du Energie sammelst und dir den Rücken stärkst. Dadurch wird mit jedem Üben mehr und mehr dein Glücks-Satz Realität für dich: *Ich umarme die Urkraft und stärke mir den Rücken.*

■ **Atem**

Die Übung vertieft deine Atmung, dadurch tankst du frische Energie.

■ **Energie**

Diese Übung harmonisiert die Energie-Leitbahnen des Wasser-Elements – also die Meridiane der Nieren- und der Blase. Durchs regelmäßige Üben pflegst du die wichtigsten Akupressur-Punkte der Wasser-Meridiane, insbesondere *Blase 23.* Diese Punkte befinden sich am Rücken, jeweils links und rechts der Wirbelsäule auf Höhe des Nabels. Sind der Nieren- und der Blasen-Meridian mit frischer Energie versorgt, stärkt das laut TCM:

— die Urkraft,

— das Urvertrauen,

— die Fähigkeit, in die Tiefe zu gehen,

— die Klarheit, Unwichtiges von Wichtigem zu unterscheiden und damit

— Essenzielles zu erkennen und zu schätzen.

■ **Allgemein**

Bei der Übung sind Körperhaltung, Bewegung, Atem, Qi (Lebens-Energie), Vorstellungskraft und Gedanken (Glücks-Satz) harmonisch aufeinander abgestimmt, sodass die Übung ganzheitlich und intensiv bis in die Tiefe wirkt.

 Mit der Wasser-Übung in der Früh stimmst du dein Unbewusstes auf einen Tag voller Urkraft und Urvertrauen ein!

Wie du deinen Tag beginnst, färbt die Stimmung bis zum Abend. Aber auch untertags kannst du immer wieder frische Energie tanken: Vielleicht möchtest du mittags nochmal deinem Wasser-Element Gutes tun? Im nächsten Abschnitt findest du einige TCM-Ernährungs-Tipps von Katharina Ziegelbauer sowie ein TCM-Rezept von Gerlinde Winkler.

So schützt du dein Wasser-Element mit einer TCM-Mahlzeit zu Mittag

Hier findest du wieder einen Ausschnitt meines Interviews mit Katharina Ziegelbauer, TCM-Ernährungsberaterin. Du erfährst darin, wie du mit Ernährung dein Wasser-Element pflegen kannst.

■■ Angela Cooper

In der 5. Burnout-Phase fehlt die Tiefe. Das-Wasser-Element hat ja auch etwas mit „in die Tiefe gehen" zu tun. In der 5. Phase kommt es zu einer Verflachung der Gefühlsebene, Gleichgültigkeit, Einsamkeit, Verflachung des emotionalen, sozialen und geistigen Lebens. Also dieser Tiefgang fehlt, wenn das Wasserelement nicht mehr in Harmonie ist. Kann man da etwas mit der Nahrung machen, wenn das Wasser-Element angegriffen ist?

■■ Katharina Ziegelbauer

Zum Wasser-Element gehören die Organe Niere und Blase. Wenn es um das Wasser-Element geht, dann sind die schwarze Farbe und der salzige Geschmack wichtig. Auch hier wieder der natursalzige Geschmack, also nicht das Industriesalz wie in Salami zum Beispiel, sondern so etwas wie Misopaste, natürlich erzeugte Sojasauce. Das ist auch dunkel von der Farbe her, passt auch gut rein. Das sind typische Wassernahrungsmittel. Salz ist wichtig. Ich würde nicht auf Salz verzichten. Der zugehörige Geschmack stärkt das Organ beziehungsweise das Element, aber wenn wir zu viel davon nehmen, hat es immer die gegenteilige Wirkung. Also das heißt zum Beispiel, salzig in Maßen stärkt die Nieren, das Wasserelement. Zu viel Salz hingegen schwächt die Nieren, weil es dann zu sehr austrocknet und zu Verhärtungen, Knoten und Spannungen führt. Das ist übrigens bei allen Elementen so. In der TCM sind alle 5 Geschmäcker und alle 5 Farben wichtig. Im Idealfall isst man bunt. Es muss nicht in jeder Mahlzeit alles vorhanden sein, aber im Laufe der Tage, nehme ich einmal was Grünes, was Dunkles, was Weißes und versuche, die Geschmäcker ein bisschen zu integrieren. Beim Salz würde ich immer unraffiniertes nehmen. Da sind dann noch die natürlichen Nährstoffe drinnen, die man braucht, um das Salz gut verarbeiten zu können. Und ansonsten gehört auch Fisch dazu. Fisch und auch alles andere, was aus dem Wasser kommt, stärkt das Wasserelement. Auch Algen zum Beispiel oder Meeresfrüchte. Prinzipiell aber auch alles, was dunkel ist. Also da gehören zum Beispiel noch dazu: schwarze Linsen oder Datteln, Rosinen, dunkle Weintrauben und dunkle Beeren, zum Beispiel Brombeeren.

> ❯ Dem Wasser-Element ist die Farbe Schwarz zugeordnet und der natursalzige Geschmack.

Inspirieren dich Katharinas Tipps, dir eine Mahlzeit fürs Wasser-Element zu kochen? Im nächsten Abschnitt findest du ein TCM-Rezept von Gerlinde.

Tagliatelle mit Maroni

TCM-Rezept zum Harmonisieren des Wasser-Elements von Gerlinde Winkler, TCM-Energetikerin[1]

Zutaten

- 25 g getrocknete Cranberries
- Chili
- 300 g gekochte, geschälte Maroni
- 1 Knoblauchzehe
- Rapsöl
- Salz, Pfeffer
- Walnussöl
- 12 EL Sahne
- 500 g Tagliatelle
- 1 EL Butter

Zubereitung

- 25 g getrocknete Cranberries in kleine Stücke schneiden, mit 1 Prise Chili in 1/16 l Wasser kurz aufkochen und 10 min ziehen lassen.
- 300 g gekochte Maroni grob schneiden und mit 1 klein gehackten Knoblauchzehe in Rapsöl unter Rühren gut durchrösten.
- Von der Platte nehmen und mit Walnussöl beträufeln.
- Mit Salz und Pfeffer würzen.
- Cranberries und 12 EL Sahne unterrühren, noch einmal vorsichtig wärmen.
- Tagliatelle bissfest kochen, abgießen, in etwas Butter schwenken und mit Sauce servieren.

Ich wünsche dir viel Genuss mit dieser TCM-Mahlzeit! Vielleicht möchtest du vor dem Schlafengehen nochmal dein Wasser-Element pflegen? Wie wäre es mit der Nieren-Meditation?

So schützt du dein Wasser-Element mit Meditation am Abend

Die Nieren-Meditation stärkt dein Wasser-Element (■ Abb. 9.5). Du kannst sie einige Minuten lang vor dem Einschlafen ausführen – oder wann immer du dich nach Erholung sehnst.

---

1 Anmerkung von Gerlinde Winkler: Dieses Rezept ist speziell zum beschriebenen Energiezustand kreiert und unterstützt die Harmonisierung des Metall-Elements. Die Wirkung ergibt sich sowohl durch die aufeinander abgestimmten Zutaten und Gewürze als auch durch die Zubereitungsarten in den einzelnen Schritten. Um die optimale Wirkung zu genießen, empfiehlt es sich daher, auch die Details in der Zubereitung zu beachten. Mengenangaben für ca. 4 Portionen. Dieses vegetarische Rezept kann mit Leichtigkeit vegan zubereitet werden: einfach statt Sahne und Butter die entsprechenden veganen Produkte und Tagliatelle ohne Ei verwenden.

Nieren-Meditation

- ■ **Körper**

Du stehst oder sitzt aufrecht in der Qigong-Grundhaltung oder du liegst am Rücken.

- ■ **Atem**

Du lässt deinen Atem frei durch die Nase ein- und ausströmen. Dein Bauch dehnt sich beim Einatmen sanft aus, beim Ausatmen zieht er sich wieder sanft nach innen.

- ■ **Vorstellung**

Beim Einatmen:

Jede Pore deiner Haut öffnet sich; meeresblaues Licht strömt über die Haut bis zu den Nieren, umhüllt und reinigt sie. Das Licht entspricht dem Blau, das entsteht, wenn Sonne aufs Meer scheint.

Beim Ausatmen:

Das meeresblaue Licht strömt von den Nieren zum Unterbauch – zum Dantian, dem Energiezentrum unterhalb deines Nabels.

9

◻ Abb. 9.5 Die Nieren-Meditation – blaues Licht strömt zu den Nieren

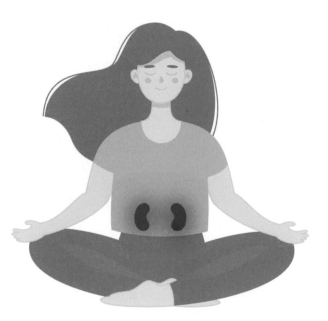

NIEREN–MEDITATION
FÜR DEIN WASSER–ELEMENT

Einatmen: Blaues Licht strömt zu den Nieren.
Ausatmen: Das Licht fließt zum Unterbauch.

> Meditierst du vor dem Einschlafen, nährt das laut TCM die Nacht hindurch dein Qi. Die Nieren-Meditation pflegt die Wasser-Qualitäten – etwa Urkraft und Urvertrauen.

Nun hast du einige Möglichkeiten kennengelernt, wie du dein Wasser-Element stärken kannst. Aber vielleicht suchst du nach Mini-Tipps, wie du dein Wasser-Element zwischendurch pflegen kannst, etwa in einer 5-Minuten-Pause. Im nächsten Abschnitt findest du dazu einige Anregungen.

So schützt du dein Wasser-Element zwischendurch

Folgende TCM-Methoden und Tipps kannst du mühelos im Alltag umsetzen. So gönnst du dir Ruhe-Inseln, sammelst zwischendurch Energie und stärkst dein Wasser-Element.

Die Kraft der Selbstheil-Massage: Blasen- und Nieren-Meridian

Du kannst diese Massage immer wieder ausführen, wenn du gerade Erholung suchst. Diese Übung führst du am besten im Stehen aus.

Du streichst großflächig über den Blasen-Meridian (◘ Abb. 9.6): mit der linken Hand beginnst du beim linken Auge über Stirn, Hinterkopf und Rücken zu streichen. Weiter geht es über die Außenseite des linken Beins (ganz hinten) bis zum kleinen Zeh. Anschließend streichst du großflächig mit der rechten Hand über den Nieren-Meridian (◘ Abb. 9.10): von der Fußsohle über die Innenseite des linken Beins (ganz hinten) über den Bauch bis zur Brust. Danach wiederholst du die Massage auf der anderen Seite. Dreimal abwechselnd links und rechts wiederholen – oder so oft es dir gerade guttut.

Tipp: Wenn du mit den Händen nicht den ganzen Meridian entlang streichen kannst, arbeite stattdessen mit der Vorstellung: Leite deine Aufmerksamkeit die Stellen entlang, die du mit den Händen nicht erreichst.

Der Blasen-Meridian

Der Blasen-Meridian beginnt beim inneren Augenwinkel und verläuft über die Hinterseite des Körpers bis zum kleinen Zeh. Innerlich ist der Meridian unter anderem mit Niere und Blase verbunden.

 Abb. 9.6   Der Blasen-Meridian

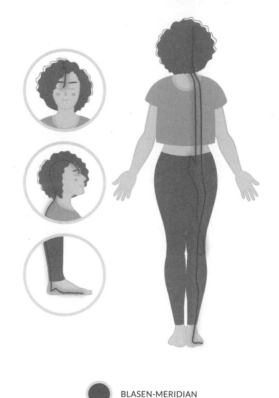

BLASEN-MERIDIAN

9

Der Nieren-Meridian

Der Nieren-Meridian beginnt auf der Fußsohle. Er fließt über die Innenseite des Beins, weiter über den Bauch und bis zum Schlüsselbein. Innerlich ist der Meridian unter anderem mit Nieren und Blase verbunden.

◧ **Abb. 9.7** Der Nieren-Meridian

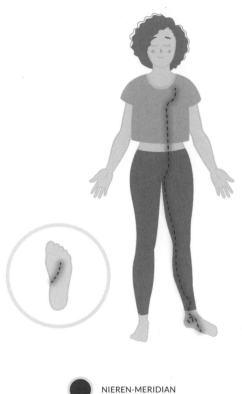

NIEREN-MERIDIAN

❯ Gut fürs Wasser-Element: Blasen- und Nieren-Meridian massieren!

Die Kraft der Akupressur: Blase 23

Mit dieser Akupressur pflegst du dein Wasser-Element. Besonders wohltuend ist sie, wenn du sie immer wieder zwischendurch ausführst; so gönnst du dir Pausen im Alltag und tankst gleichzeitig Energie. Du kannst dabei sitzen, stehen oder liegen. Du massierst sanft pulsierend mit beiden Daumen den Akupressur-Punkt *Blase 23*, jeweils links und rechts gleichzeitig – dabei atmest du dreimal genussvoll ein und aus. *Blase 23* befindet sich am Rücken seitlich der Wirbelsäule auf Höhe des Nabels – siehe Grafik ◘ Abb. 9.8.

◘ **Abb. 9.8**   Blase 23 massieren für dein Wasser-Element

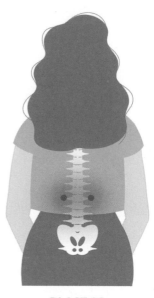

BLASE 23

AKUPRESSUR FÜR DEIN
WASSER-ELEMENT

Mit den Daumen sanft pulsierend massieren – jeweils links und rechts gleichzeitig.

❯ Gut fürs Wasser-Element: *Blase 23* massieren!

Die Kraft der Farben: Schwarz/Dunkelblau

Auch Farben beeinflussen laut TCM deine Gesundheit und wie du dich fühlst: Schwarz oder Dunkelblau harmonisiert dein Wasser-Element. Du kannst diese Farben daher bewusst einsetzten, um dein Wasser-Element zu pflegen, etwa indem du

- zwischendurch deine Aufmerksamkeit bewusst auf Dunkelblau lenkst: etwa auf ein Bild von einem Wasserfall,
- dich ab und an in diesen Farben kleidest; etwa eine schwarze Hose trägst,
- schwarze Lebensmittel isst, zum Beispiel schwarze Bohnen,
- Akzente in deiner Wohnung setzt, zum Beispiel mit einer dunkelblauen Tischdecke,
- zwischendurch ein paar Atemzüge lang die Augen schließt und dir vorstellst, du wärst von Kopf bis Fuß in meeresblaues Licht gehüllt.

> Gut fürs Wasser-Element: Zwischendurch die Aufmerksamkeit auf Dunkelblaues lenken!

Die Kraft der gesunden Gewohnheiten

Aus TCM-Sicht ist es besonders wichtig, das Wasser-Element immerfort zu nähren. Im Qigong gilt daher der Grundsatz: Nierenkraft immer stärken – und zwar lange bevor die Nieren-Energie schwächelt. Dazu eignet sich etwa Qigong, Taiji-Quan und Meditation. Aber auch im Alltag kannst du dein Wasser-Element pflegen. Vielleicht findest du unter den folgenden Anregungen ein paar, die du gerne regelmäßig umsetzt – sodass sich womöglich sogar eine gesunde Gewohnheit daraus ergibt?

- Dir regelmäßig Zeit nur für dich gönnen: Qualitäts-Zeit allein verbringen.
- Regelmäßig und warm essen – etwa Suppen
- Den Dingen auf den Grund gehen, vertiefend nachfragen.
- Gesunden Umgang mit Sex pflegen.
- Die Kräfte sinnvoll einteilen.
- Zeiten der Erholung und Zeiten der Aktivität einplanen. Denn fürs Wasser-Element ist ein gesunder Wechsel von Ruhe und Kraft wichtig.

> Gut fürs Wasser-Element: Ein gesunder Wechsel von Aktivität und Erholung!

Die Kraft der Gedanken: Glücks-Sätze

In der 5. Phase tun Sätze gut, die dich unterstützen, deine Urkraft und Urvertrauen zu entdecken und in die Tiefe zu tauchen. Hier ein paar Ideen:

- Ich umarme die Fülle des Lebens.
- Ich vertraue dem Leben.
- Ich entdecke meine Urkraft.
- Ich entdecke mein Urvertrauen.
- Ich gebe mich dem Leben hin.
- Ich gehe vertrauensvoll in die Tiefe.
- Ich umarme mein Leben.
- Ich umarme die Fülle.
- Ich sammle die Urkraft.
- Ich umarme die Urkraft des Lebens.
- Ich vertraue der Urkraft um mich herum und in mir.
- Ich vertraue der Urkraft des Lebens.
- Ich spüre die Kraft des Wassers.
- Ich öffne mich für die Energie des Wassers.
- Meine Nieren sind gesund.

❯ Gut fürs Wasser-Element: Gedanken, die deine Urkraft pflegen!

So schützt du dein Wasser-Element mit Hilfe von außen

Eine TCM-Ärztin, TCM-Praktiker oder eine Psychologin können dich unterstützen, dein Wasser-Element wieder zu stärken.

Wie erkennst du, dass dein Wasser-Element wieder gesund ist?

Wenn sich dein Wasser-Element erholt, schenkt es dir wieder deine Urkraft und dein Urvertrauen zurück. Sobald du folgende Fragen großteils mit *Ja* beantwortest, ist dein Wasser-Element vermutlich in Harmonie:
- Gönne ich mir auch in herausfordernden Phasen Zeit, um mich zu vertiefen in Themen, die mir wichtig sind?
- Nehme ich mir Zeit nur für mich?
- Spüre ich auch in stressigen Zeiten, dass mir meine Urkraft zur Verfügung steht?
- Weiß ich, was mir wichtig ist im Leben und pflege es?
- Kann ich tiefgehend vertrauen in mich und meine Umwelt? Spüre ich Urvertrauen?

Fazit: 5. Kategorie – Wasser-Ungleichgewicht

Die Symptome der 5. Kategorie entsprechen einem Wasser-Ungleichgewicht. Wenn du die beschriebenen Symptome bei dir erkennst, ist es laut TCM sinnvoll, dein Wasser-Element zu harmonisieren, etwa mit der Qigong-Übung für die 5. Burnout-Phase: der Wasser-Übung. Ideal wäre es allerdings, die Übung auszuführen, lange *bevor* dein Wasser-Element geschwächt ist.

Wie geht es weiter?

Wasser und Feuer in Harmonie

Ist dein Wasser-Element in Harmonie (◻ Abb. 9.9), wirkt sich das positiv auf das Feuer-Elemente aus, wie im ▶ Kap. 3 beschrieben.

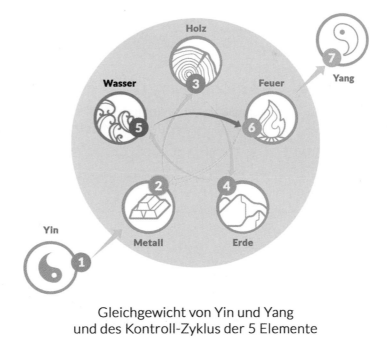

TCM-BURNOUT-PROPHYLAXE
NACH ANGELA COOPER

Gleichgewicht von Yin und Yang
und des Kontroll-Zyklus der 5 Elemente

◻ **Abb. 9.9**   Das harmonische Wasser-Element wirkt positiv aufs Feuer-Element

Wasser und Feuer im Ungleichgewicht

Ein Wasser-Ungleichgewicht gefährdet das Feuer-Element (◘ Abb. 9.10): Ein gestörtes Wasser-Element führt oft zu einem Ungleichgewicht im Feuer-Element und läutet damit die 6. Burnout-Phase ein. Wie sich das auswirkt, erfährst du im nächsten Kapitel.

9

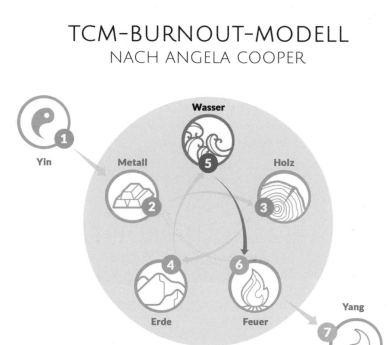

TCM-BURNOUT-MODELL
NACH ANGELA COOPER

Ungleichgewicht von Yin und Yang und
des Kontroll-Zyklus der 5 Elemente

◘ **Abb. 9.10**   Das gestörte Wasser-Element bringt das Feuer-Element aus dem Gleichgewicht

Literatur

Zitierte Literatur

Burisch M (2010) Das Burnout-Syndrom – Theorie der inneren Erschöpfung. Springer, Berlin/ Heidelberg

Weiterführende Literatur

Lorenzen U, Noll A (2000) Die Wandlungsphasen der traditionellen chinesischen Medizin – Band 5: Die Wandlungsphase Wasser. Müller & Steinicke, München

6. Burnout-Phase: Schlafstörungen und Albträume – Feuer-Ungleichgewicht

Inhaltsverzeichnis

Ergänzende Information Die elektronische Version dieses Kapitels enthält Zusatzmaterial, auf das über folgenden Link zugegriffen werden kann [https://doi.org/10.1007/978-3-662-63479-0_10]. Die Videos lassen sich durch Anklicken des DOI Links in der Legende einer entsprechenden Abbildung abspielen, oder indem Sie diesen Link mit der SN More Media App scannen.

Fallbeispiel: Alexandra S., Sängerin, plagen Albträume

Mit einem Schrei schreckt Alexandra aus ihrem Albtraum auf. Ihr Herz pocht, sie atmet schnell. Ihr T-Shirt klebt nass an ihrer Haut. Ihr Brustkorb fühlt sich eng an, als wäre er mit Gurten zugeschnürt. Wie jede Nacht träumte Alexandra, auf der Bühne zu stehen: Alle starren sie an, kein Geräusch ist zu hören, sie öffnet den Mund, aber es kommt nichts heraus, nicht einmal ein Krächzen!

Entspannung hat der Arzt verordnet, schon wegen des erhöhten Blutdrucks. Aber wie? Alexandra versucht sich zu beruhigen, indem sie an den letzten Urlaub denkt; aber die Gedanken an ihr nächstes Konzert drängen sich dazwischen: Was, wenn ihr wieder die Stimme versagt? Ihr Herz hüpft schon lang nicht mehr vor Begeisterung, wenn sie an die nächste Probe denkt; eher rast es, wenn ihr einfällt, wie viele Konzerte noch vor ihr liegen bis zum Jahresende. Alexandra brennt nicht mehr, sie ist ausgebrannt. Der Blick auf die Uhr verspricht einen weiteren Tag voller Müdigkeit, Lustlosigkeit und Erschöpfung.

10

6. Burnout-Phase: Feuer-Ungleichgewicht

Alexandras Feuer-Element ist aus dem Gleichgewicht geraten: Wo einst Begeisterung war, ist nur mehr Unruhe (■ Abb. 10.1). Das Feuer-Element steht für Lebensfreude: Ist dein Feuer-Element im Gleichgewicht, bist du freudestrahlend, lachst aus vollem Herzen und liebst es, mit anderen zu kommunizieren; du berührst deine Mitmenschen mit deinem klaren Geist, deiner Herzlichkeit, Begeisterung und Ausstrahlung; du brennst für das, was dir am Herzen liegt. Ein gesundes Feuer-Element schenkt außerdem Ruhe, gesunden Schlaf, angenehme Träume und Gesundheit des Herzens.

All das geht während eines Burnouts verloren. Aus dem leidenschaftlichen Brennen wird ein leidvolles Ausbrennen. Schlafstörungen, Albträume, beschleunigter Puls und Engegefühl in der Brust: Unter einem Burnout leidet nicht nur die Psyche, sondern auch der Körper. Viele der psychosomatischen Beschwerden, die der Psychologe Dr. Burisch in der sechsten Kategorie aufzählt, entsprechen einem Feuer-Ungleichgewicht.

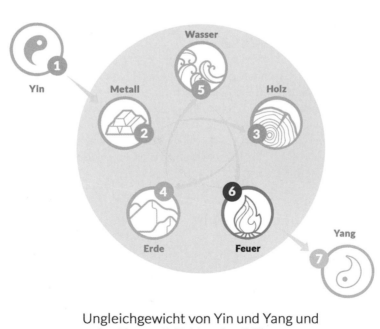

TCM-BURNOUT-MODELL
NACH ANGELA COOPER

Ungleichgewicht von Yin und Yang und
des Kontroll-Zyklus der 5 Elemente

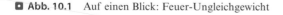

■ **Abb. 10.1**   Auf einen Blick: Feuer-Ungleichgewicht

Übersicht: Symptome der 6. Burnout-Kategorie

Burisch beschreibt in seinem Buch *Das Burnout-Syndrom* (2010) unter anderem folgende Symptome:

- Schlafstörungen
- Albträume
- Gerötetes Gesicht
- Herzklopfen
- Engegefühl in der Brust
- Beschleunigter Puls
- Erhöhter Blutdruck

Im folgenden Abschnitt findest du eine Übersicht dieser Symptome aus TCM-Sicht: Darin vergleiche ich ein Feuer-Ungleichgewicht mit der sechsten Burnout-Kategorie (◘ Abb. 10.2).

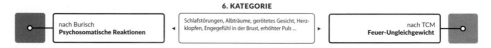

6. KATEGORIE

nach Burisch
Psychosomatische Reaktionen

Schlafstörungen, Albträume, gerötetes Gesicht, Herzklopfen, Engegefühl in der Brust, erhöhter Puls ...

nach TCM
Feuer-Ungleichgewicht

◘ **Abb. 10.2**   Auf einen Blick: 6. Burnout-Phase

10

6. Burnout-Phase aus TCM-Sicht

In der TCM lassen sich psychosomatische Reaktionen nicht immer eindeutig einem Element zuordnen: Es kommt auf den Zusammenhang an, in dem sie auftauchen. Es fällt aber auf, dass viele Symptome der sechsten Kategorie typisch sind für ein Feuer-Ungleichgewicht (◘ Abb. 10.2).

Achtung: Viele der folgenden Beschwerden können Zeichen eines schwerwiegenden gesundheitlichen Problems sein und müssen ärztlich abgeklärt werden – etwa das Engegefühl in der Brust.

Schlafstörungen und Albträume

Ein gesundes Feuer-Element schenkt einen ruhigen Geist und ein klares Bewusstsein – und damit einen tiefen Schlaf und angenehme Träume. Bei einem Feuer-Ungleichgewicht hingegen schläft und träumt man schlecht. Die Schlafstörungen und Albträume der sechsten Burnout-Kategorie entsprechen also einem Ungleichgewicht des Feuer-Elements.

Gerötetes Gesicht

Ein gesundes Feuer-Element zeigt sich in einer gesunden Gesichtsfarbe. Ein Feuer-Ungleichgewicht geht einher mit einem roten Gesicht, häufigem Erröten oder auch roten Flecken auf den Wangen. Die psychosomatische Reaktion, *gerötetes Gesicht*, entspricht daher einer Disharmonie des Feuer-Elements.

Herzklopfen, beschleunigter Puls

Auch Herzklopfen und ein beschleunigter Puls gehören zur sechsten Burnout-Kategorie. Diese Symptome deuten auf ein Feuer-Ungleichgewicht hin.

Engegefühl in der Brust

Burisch zählt *Engegefühl in der Brust* als Burnout-Symptom der sechsten Kategorie auf. Aus TCM-Sicht entspricht das einem Feuer-Ungleichgewicht.

Weitere psychosomatische Reaktionen

Burisch zählt unter der sechsten Kategorie weitere psychosomatische Reaktionen auf, etwa Verdauungsstörungen, Übelkeit, Magen-Darm-Geschwüre, Gewichts-veränderungen und veränderte Essgewohnheiten. Diese Symptome entsprechen laut TCM einem Ungleichgewicht des Erde-Elements – eine natürliche Folge der Disharmonie im Feuer-Element. Denn laut Entstehungszyklus (siehe ▶ Kap. 3) nährt Feuer die Erde und gibt damit auch das Ungleichgewicht ans Erde-Element weiter.

Lebensfreude statt psychosomatischer Beschwerden: Das gesunde Feuer-Element als Burnout-Prophylaxe

In den letzten Abschnitten ging es darum, wie sich ein Feuer-*Ungleichgewicht* zeigt. Ein *gesundes* Feuer-Element hingegen schenkt dir Lebensfreude, Begeisterung und einen klaren Geist. Du fühlst dich gesund statt krank – und voller freudi-ger Lebendigkeit statt belastender Unruhe. So kann ein gesundes Feuer-Element einem Burnout entgegenwirken.

Wenn du dein Feuer-Element harmonisierst, kann sich laut TCM dein Herz-Funktionskreis erholen und dir guten Schlaf, schöne Träume, Dankbarkeit und einen klaren Geist schenken. So pflegst du laut dem Fünf-Elemente-Modell unter anderem deine Fähigkeit, dich am Leben zu erfreuen, ja, dich ins Leben zu verlieben.

Ein harmonisches Feuer-Element kann dir Schutz gegen Stress bieten. Aber woran erkennst du, ob dein Feuer-Element gesund ist oder nicht? Mehr dazu findest du im nächsten Abschnitt.

Woran erkennst du, ob dein Feuer-Element gefährdet ist?

Stell dir die folgenden Fragen und beantworte sie so ehrlich wie möglich, um ein Gefühl dafür zu bekommen, wie es um dein Feuer-Element bestellt ist.
- Bekommst du Herzklopfen, wenn du unter akutem Stress stehst?
- Rötet sich dein Gesicht bei Aufregung?
- Schläfst du schlecht?
- Plagen dich Albträume?
- Ist deine Lebensfreude verloren gegangen?
- Kannst du dich nicht mehr so begeistern wie früher?
- Leidest du unter Kreislaufproblemen?

10

Wenn du die Mehrzahl dieser Fragen mit *Ja* beantwortest, ist dein Feuer-Element womöglich aus dem Gleichgewicht geraten.

Wie kannst du dein Feuer-Element schützen?

Du kannst dein Feuer-Element mithilfe der TCM pflegen – etwa mit Qigong, TCM-Ernährung, Selbstheilmassage und Meditation (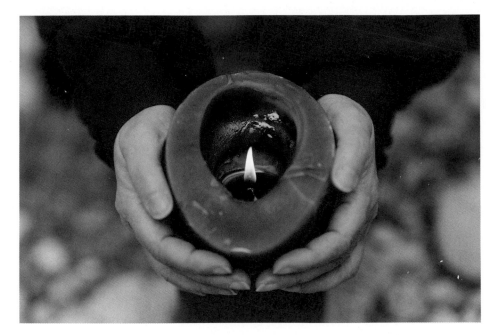 Abb. 10.3). In den folgenden Abschnitten findest du Angebote, wie du von früh bis spät dein Feuer-Element harmonisierst.

> Harmonisiere dein Feuer-Element und du sprühst vor Lebensfreude!

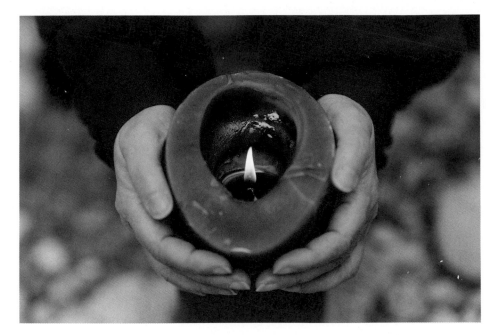

◘ Abb. 10.3   Das Feuer-Element schützen

So schützt du dein Feuer-Element mit Qigong in der Früh

Die Feuer-Übung für die 6. Burnout-Phase

So fühlst du dich freudig statt krank

Die Feuer-Übung harmonisiert dein Feuer-Element. Sie bietet für die sechste Burnout-Phase gezielte Lösungsangebote für Körper, Seele und Geist.

Wann und wie lange üben?

Um dein Feuer-Element zu schützen, führst du die Übung am besten gleich in der Früh nach dem Aufstehen jeweils dreimal aus. So beginnst du deinen Tag mit einer Portion Lebensfreude.

Übungsbeschreibung

- Vorbereitung

Du sitzt oder stehst aufrecht in der Qigong-Grundhaltung.

- Körper/Bewegung

Du öffnest deine Arme zum Himmel, als möchtest du Sonne auffangen. Anschließend legst du deine Handteller auf Höhe des Herzens aneinander.

- Atem

Du lässt deinen Atem frei und intuitiv durch die Nase ein- und ausfließen. Dein Bauch dehnt sich beim Einatmen aus und zieht sich beim Ausatmen wieder sanft nach innen.

- Geist/Vorstellung

Du bist gesund und freudestrahlend. Du öffnest dein Herz und fühlst dich geliebt und dankbar.

10

▪ Glücks-Satz

Die Übung wirkt noch intensiver, wenn du sie mit dem Glücks-Satz verbindest. Dazu sprichst du während des Übens folgenden Satz aus – in Gedanken oder laut: *Ich fühle mich geliebt, freudestrahlend und dankbar* (◘ Abb. 10.4a–c).

Möchtest du dir die Feuer-Übung ansehen? Hierzu gibt es ein Mitmach-Video (◘ Abb. 10.4c, Video 6)

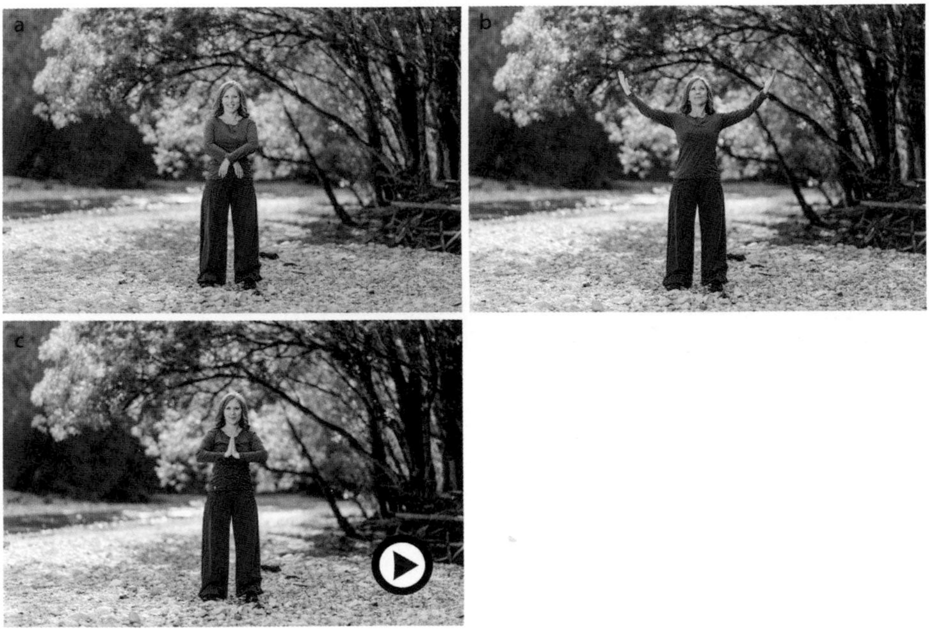

◘ **Abb. 10.4** **a** Ich fühle mich geliebt **b** freudestrahlend **c** und dankbar (Video 6) (► https://doi.org/10.1007/000-799)

Nachwirken lassen

Idealerweise gönnst du dir nach dem Üben ein wenig Zeit nur für dich. Du kannst dich etwa ins Sofa kuscheln, einen Tee trinken, aus dem Fenster schauen oder eine Weile hinlegen. So wirkt die Übung noch intensiver – und du stärkst deine Lebensenergie, dein Qi, noch mehr.

Wirkung

▪ Psyche

Die sechste Burnout-Phase ist mit belastenden Glaubenssätzen verbunden wie etwa: *Ich werde sicher wieder schlecht träumen.* Wenn dich dieser Gedanke fest im Griff hat, verschärft das deine Probleme. Richtest du die Aufmerksamkeit stattdessen bewusst auf den Glücks-Satz, kann das die negativen Glaubensätze vertreiben. Der Gedanke *Ich fühle mich geliebt, freudestrahlend und dankbar* lenkt deinen Fokus wieder auf deine Stärken, die dir in der sechsten Burnout-Phase helfen können!

▪ Körper

Bei dieser Übung führst du Bewegungen aus, die Freude signalisieren – nicht nur deiner Umwelt, sondern auch deinem Gehirn. Dadurch wird für Körper, Seele und Geist dein Glücks-Satz mehr und mehr Realität: *Ich fühle mich geliebt, freude-strahlend und dankbar.*

▪ Atem

Die Übung vertieft deine Atmung, dadurch tankst du frische Energie.

▪ Energie

Diese Übung harmonisiert die Energie-Leitbahnen des Feuer-Elements: also die Meridiane des Herzens, Dünndarms, Herzbeutels und Dreifach-Erwärmers. Durchs Üben sprichst du die wichtigsten Akupressur-Punkte der Feuer-Meridiane an, etwa *Herz 7*. Dieser Punkt befindet sich nahe der Handgelenksfalte auf der Kleinfingerseite. Sind die Feuer-Meridiane gut mit frischem Qi versorgt, kann das laut TCM

- die Gesundheit stärken,
- den Kreislauf stabilisieren,
- den Schlaf verbessern,
- den Geist beruhigen,
- Lebensfreude, Begeisterung und Dankbarkeit schenken,
- die Kommunikation verbessern
- und es kann helfen bei Symptomen wie übermäßigem Schwitzen, Schlaflosigkeit, Albträumen, gerötetem Gesicht, beschleunigtem Puls, Blutdruckproblemen, Engegefühl in der Brust und Herzklopfen. Selbstverständlich ist bei vielen dieser Symptome sofortige ärztliche Hilfe notwendig!

■ **Allgemein**

Bei der Übung sind Körperhaltung, Bewegung, Atem, Qi (Lebensenergie), Vorstellungskraft und Gedanken (Glücks-Satz) harmonisch aufeinander abgestimmt, sodass die Übung ganzheitlich und intensiv bis in die Tiefe wirkt.

> Mit der Feuer-Übung in der Früh stimmst du dein Unbewusstes auf einen Tag voller Lebensfreude ein!

Wie du deinen Tag beginnst, färbt die Stimmung bis zum Abend. Aber auch untertags kannst du immer wieder frische Energie tanken: Vielleicht möchtest du mittags nochmal deinem Feuer-Element Gutes tun? Im nächsten Abschnitt findest du dafür einige TCM-Ernährungstipps von Katharina Ziegelbauer sowie ein TCM-Rezept von Gerlinde Winkler.

So schützt du dein Feuer-Element mit einer TCM-Mahlzeit zu Mittag

Hier findest du wieder einen Ausschnitt meines Interviews mit Katharina Ziegelbauer, TCM-Ernährungsexpertin. Sie hat einige Tipps, wie du mit der Ernährung dein Feuer-Element pflegen kannst.

■■ **Angela Cooper:**

Spätestens in der sechsten Burnout-Phase kommt es zu psychosomatischen Reaktionen, etwa Schlafstörungen, Albträumen, gerötetem Gesicht, Herzklopfen, Engegefühl in der Brust oder beschleunigtem Puls. Diese Symptome deuten auf ein Feuer-Ungleichgewicht hin. Was könnte man mit der Nahrung zu einem harmonischen Feuer-Element beitragen?

■■ **Katharina Ziegelbauer:**

Zum Feuer-Element gehören die rote Farbe und der bittere Geschmack. Das Organ ist das Herz und Partnerorgan ist der Dünndarm. Für das Feuer-Element braucht man alle roten Nahrungsmittel und eben den leicht bitteren Geschmack. Man muss immer auf die Balance achten. Beim bitteren Geschmack ist es auch so. Bitter in Maßen, zum Beispiel ein kleiner Kaffee nach dem Essen. Kaffee ist ein typisches Getränk für den bitteren Geschmack, der natürlich das Herz anregt. Wenn wir aber zu viel Kaffee trinken, werden wir unruhig und können nicht mehr schlafen, wir haben also die gegenteilige Wirkung, es wird dann schädlich. Zum bitteren Geschmack gehören auch die bitteren Blattsalate, die wirken dann auch kühlend und haben deshalb nie so eine starke Wirkung wie Kaffee. Diese Blattsalate und auch bittere Kräuter kann man auch bei innerer Unruhe nehmen. Die bitteren Kräuter betreffend habe ich bemerkt, dass es gerade einen Trend gibt, dass die Leute bittere Kräuter als Tropfen nehmen oder als fertiges Pulver. Da würde ich zur Vorsicht anraten: Wenn es zu viel ist, dann kann das auch zu stark trocknend wirken. Jeder Geschmack hat eine bestimmte Wirkung, und Bitter wirkt trocknend. In Maßen ist das günstig, um Schleim auszuleiten. Aber wenn wir zu viel davon nehmen, dann schadet es im Endeffekt wieder dem Blut, den Körpersäften und dem Yin.

❯ Dem Feuer-Element ist die Farbe Rot zugeordnet und der bittere Geschmack.

Hast du durchs Lesen Lust bekommen auf eine TCM-Mahlzeit? Im nächsten Abschnitt findest du ein TCM-Rezept fürs Feuer-Element.

Tomatensuppe

TCM-Rezept zum Harmonisieren des Feuer-Elements von Gerlinde Winkler, TCM-Energetikerin[1]

Zutaten
- 1 weiße Zwiebel
- Olivenöl
- 700 g Tomaten
- Zucker
- 1 rote Paprika
- 4 EL Tomatenmark
- Himbeeressig
- 300 ml Gemüsebrühe
- Salz, rosa Pfeffer, frische Basilikumblättchen
- 2 EL Sahne
- 2 Scheiben Roggenbrot, Rapsöl

---

1   Anmerkung von Gerlinde Winkler: Dieses Rezept ist speziell zum beschriebenen Energiezustand kreiert und unterstützt die Harmonisierung des Feuer-Elements. Die Wirkung ergibt sich sowohl durch die aufeinander abgestimmten Zutaten und Gewürze als auch durch die Zubereitungsarten in den einzelnen Schritten. Um die optimale Wirkung zu genießen, empfiehlt es sich daher, auch die Details in der Zubereitung zu beachten. Mengenangaben für ca. 4 Portionen. Dieses vegetarische Rezept kann mit Leichtigkeit vegan zubereitet werden: einfach statt Sahne das entsprechende vegane Produkt verwenden.

Zubereitung

- 1 weiße Zwiebel feingewürfelt in 2 EL Olivenöl goldbraun rösten.
- 700 g Tomaten vierteln, Stielansätze ausschneiden, ungeschält grob würfeln und mit ½ TL Zucker bestreuen.
- 1 rote Paprika – ausgelöst und grob gewürfelt – zu den Zwiebeln geben, kurz mitrösten.
- 4 EL Tomatenmark unterrühren.
- Mit 1 Schuss Himbeeressig ablöschen und mit 300 ml Gemüsebrühe aufgießen.
- Mit Salz, rosa Pfeffer und 1–2 frischen, klein geschnittenen Basilikumblättern würzen.
- 15 Minuten lang leicht köcheln lassen.
- 2 EL Sahne unterziehen.
- Für geröstete Roggenbrotwürfel das Roggenbrot in Würfel schneiden und in 2 EL Rapsöl in einer Pfanne unter ständigem Rühren knusprig rösten.
- Suppe pürieren und mit frischen Basilikumblättchen und Roggenbrotwürfel garniert servieren.

Ich wünsche dir viel Genuss beim Kochen und Essen! Vielleicht möchtest du gegen Abend nochmal deinem Feuer-Element Gutes tun? Ich mag abends besonders gerne stilles Qigong, etwa die Herz-Meditation. Denn danach schlafe ich besonders tief.

So schützt du dein Feuer-Element mit Meditation am Abend

Die Herz-Meditation pflegt dein Feuer-Element (◨ Abb. 10.5). Du kannst sie einige Minuten lang vor dem Einschlafen ausführen. Schläfst du dabei ein? Wunderbar! Denn das pflegt dein Qi ganz besonders!

Herz-Meditation

- **Körper**

Du stehst oder sitzt aufrecht in der Qigong-Grundhaltung oder du liegst auf dem Rücken.

- **Atem**

Du lässt deinen Atem frei durch die Nase ein- und ausströmen. Dein Bauch dehnt sich beim Einatmen sanft aus, beim Ausatmen zieht er sich wieder sanft nach innen.

- **Vorstellung**

Beim Einatmen:

Jede Pore deiner Haut öffnet sich; warmes rotes Licht strömt über die Haut bis zum Herzen, umhüllt und reinigt es. Das Licht entspricht dem Rot eines besonders schönen Sonnenuntergangs.

Beim Ausatmen:

Das rote Licht strömt vom Herzen zum Unterbauch – zum Dantian, dem Energiezentrum unterhalb deines Nabels.

10

◨ **Abb. 10.5**   Die Herz-Meditation – rotes Licht strömt zum Herzen

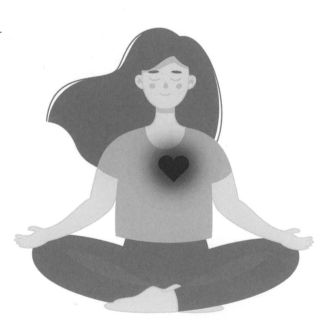

HERZ-MEDITATION
FÜR DEIN FEUER-ELEMENT

Einatmen: Rotes Licht strömt zum Herz.
Ausatmen: Das Licht fließt zum Unterbauch.

> Du kannst dein Qi besonders pflegen, wenn du direkt vorm Einschlafen meditierst. Die Herz-Meditation pflegt die Feuer-Qualitäten – etwa Lebensfreude und Zufriedenheit.

Nicht immer hat man Zeit für eine Meditation; aber auch mit kleinen Übungen kannst du viel bewirken. Im nächsten Abschnitt findest du einige Anregungen, die du mühelos im Alltag umsetzen kannst.

So schützt du dein Feuer-Element zwischendurch

Hier findest du einige TCM-Tipps und Mini-Übungen. So gönnst du dir zwischendurch Erholung, sammelst Energie und pflegst dein Feuer-Element.

Die Kraft der Selbstheil-Massage: Herz- und Dünndarm-Meridian

Du kannst diese Massage immer wieder ausführen, um dir auch zwischendurch Gutes zu tun. Du kannst dabei sitzen, liegen oder stehen.

Du massierst großflächig den Herz-Meridian (◘ Abb. 10.6): Mit der rechten Hand streichst du von der linken Achsel über die Innenseite des linken Arms bis zum kleinen Finger. Anschließend streichst du mit der rechten Hand über den Dünndarm-Meridian (◘ Abb. 10.7): vom linken kleinen Finger über die Außenseite des linken Arms bis zum Gesicht – zum Ohr. Danach wiederholst du die Massage auf der anderen Seite. Dreimal abwechselnd links und rechts wiederholen – oder sooft es dir gerade guttut.

Tipp: Leg bei der Massage deine Hand satt und großflächig auf. So massierst du automatisch auch die weiteren Feuer-Meridiane: den Herzbeutel- und den Dreifach-Erwärmer-Meridian (◘ Abb. 10.7 und 10.8).

Der Herz-Meridian

Der Herz-Meridian entspringt in der Mitte der Achsel und verläuft über die Innenseite des Arms bis zum kleinen Finger (◘ Abb. 10.6). Innerlich ist der Meridian unter anderem mit Herz und Dünndarm verbunden.

◘ **Abb. 10.6** Der Herz-Meridian

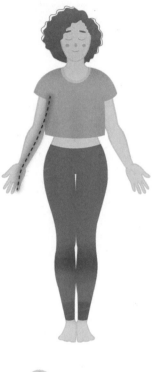

HERZ-MERIDIAN

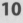

Der Dünndarm-Meridian

Der Dünndarm-Meridian beginnt am kleinen Finger. Er fließt über die Außenseite des Arms bis zum Gesicht. Er endet beim Ohr (◨ Abb. 10.7). Innerlich ist der Meridian unter anderem mit Herz und Dünndarm verbunden.

◨ **Abb. 10.7** Der Dünn-
darm-Meridian

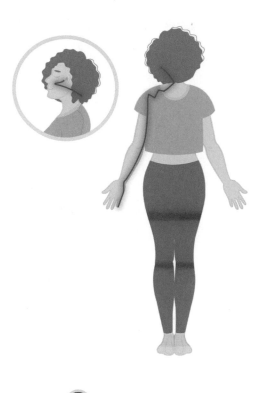

 DÜNNDARM-MERIDIAN

Der Herzbeutel-Meridian

Der Herzbeutel-Meridian entspringt seitlich der Brustwarze und verläuft über die Innenseite des Arms bis zum Mittelfinger (◨ Abb. 10.8). Innerlich ist der Meridian unter anderem mit Herz und Dünndarm verbunden.

◨ **Abb. 10.8**   Der Herzbeutel-Meridian

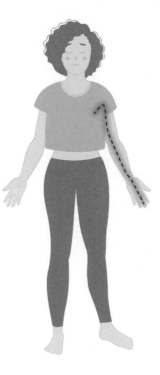

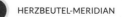
HERZBEUTEL-MERIDIAN

10

Der Dreifach-Erwärmer-Meridian

Der Dreifach-Erwärmer-Meridian beginnt am Ringfinger. Er fließt über die Außenseite des Arms bis zum Gesicht. Er endet beim äußeren Ende der Augenbraue (◩ Abb. 10.9). Innerlich ist der Meridian unter anderem mit Herz und Dünndarm verbunden.

◩ **Abb. 10.9** Der Dreifach-Erwärmer-Meridian

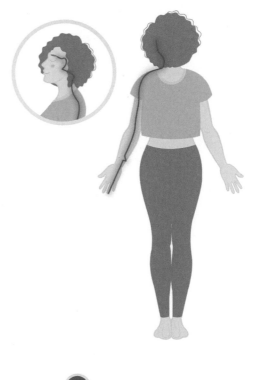

DREIFACH-ERWÄRMER

❯ Gut fürs Feuer-Element: Die vier Feuer-Meridiane massieren!

Die Kraft der Akupressur: Herz 7

Mit dieser Akupressur pflegst du dein Feuer-Element. Besonders wohltuend ist sie, wenn du sie immer wieder zwischendurch ausführst; so gönnst du dir eine kleine Auszeit vom Alltag. Du kannst dabei sitzen, stehen oder liegen. Du massierst sanft pulsierend mit dem kleinen Finger den Akupressur-Punkt *Herz 7* – zuerst am linken Arm, danach am rechten. Dabei atmest du auf jeder Seite dreimal tief durch. *Herz 7* befindet sich beim Handgelenk – siehe ◘ Abb. 10.10.

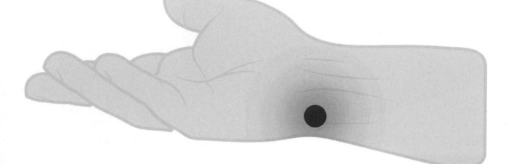

10

HERZ 7
AKUPRESSUR FÜR DEIN
FEUER-ELEMENT

Mit dem kleinen Finger sanft pulsierend massieren – zuerst auf dem linken Arm, danach auf dem rechten.

◘ **Abb. 10.10**   Herz 7 massieren für dein Feuer-Element

❯ Gut fürs Feuer-Element: *Herz 7* massieren!

Die Kraft der Farben: Rot

Auch Farben beeinflussen laut TCM deine Gesundheit und wie du dich fühlst: Rot harmonisiert dein Feuer-Element. Du kannst Rot daher bewusst einsetzen, um dein Feuer-Element zu pflegen, etwa indem du

- zwischendurch deine Aufmerksamkeit bewusst auf Rotes lenkst: etwa auf rote Blumen am Straßenweg,
- dich ab und an rot kleidest; etwa ein rotes Tuch trägst,
- rote Lebensmittel isst, zum Beispiel rote Rüben,
- Akzente in deiner Wohnung setzt, zum Beispiel mit roten Rosen,
- zwischendurch ein paar Atemzüge lang die Augen schließt und dir vorstellst, du wärst von Kopf bis Fuß in rotes Licht gehüllt – vielleicht wie das Licht des Abendrots.

❯ Gut fürs Feuer-Element: Zwischendurch die Aufmerksamkeit auf Rotes lenken!

Die Kraft der gesunden Gewohnheiten

Mit gesunden Gewohnheiten kannst du dein Feuer-Element pflegen. Vielleicht ist hier etwas für dich dabei?

- Vor 23 Uhr schlafen gehen: Das pflegt laut TCM dein Feuer-Element.
- Dir täglich Zeit einplanen für etwas, das dich begeistert.
- Regelmäßig Zeit nehmen für Lustiges, etwa ein witziges Buch; denn Lachen pflegt dein Feuer-Element.
- Herzlichkeit bei dir und anderen bewusst wahrnehmen und genießen.
- Zeit nehmen für dein *Shen*. Shen wird meist übersetzt mit Bewusstsein oder Geist. In der TCM sieht man es so: *Shen* wohnt im Herzen und gehört zum Feuer-Element. Du kannst dein *Shen* mit Meditation pflegen, selbst Mini-Meditationen tun deinem Geist gut! Beispiel: Ein paar Atemzüge lang lenkst du deine Aufmerksamkeit auf dein Herz und stellst dir vor, dein Herz lächle.
- Ein Mittagsschläfchen gönnen.
- Zeit nehmen für die 3 L: fürs Leben, Lieben und Lachen.

❯ Gut fürs Feuer-Element: Zeit nehmen für die 3 L – fürs Leben, Lieben und Lachen!

Die Kraft der Gedanken: Glücks-Sätze

In der sechsten Phase unterstützen dich Sätze, die dir Lebensfreude, Lebensglück und Herzlichkeit vermitteln. Vielleicht ist hier ein passender Glücks-Satz für dich dabei?

- Ich bin freudig.
- Ich bin dankbar.
- Ich bin herzlich.
- Ich bin begeistert.
- Ich erkenne Herzlichkeit um mich herum. Dafür bin ich dankbar.
- Ich strahle vor Freude.
- Ich öffne mein Herz.
- Mein Herz lächelt.
- Das Leben liebt mich.
- Das Leben liebt mich und ich liebe das Leben.
- Ich strahle vor Freude.
- Ich fühle mich geliebt; strahle vor Freude und bin dankbar.
- Ich liebe und bin geliebt.
- Ich liebe, bin glücklich und dankbar.
- Ich bin gesund, freudig und zentriert.
- Ich spüre die Kraft des Feuers.
- Ich öffne mich für die Energie des Feuers.
- Mein Herz ist gesund.

10

❯ Gut fürs Feuer-Element: Gedanken, die dir Lebensfreude schenken!

So schützt du dein Feuer-Element mit Hilfe von außen

Eine TCM-Ärztin, ein TCM-Praktiker oder eine Psychologin können dich unterstützen, dein Feuer-Element wieder zu harmonisieren.

Wie erkennst du, dass dein Feuer-Element wieder gesund ist?

Wenn sich dein Feuer-Element erholt, schenkt es dir tiefen Schlaf, Lebensfreude und ein klares Bewusstsein. Sobald du folgende Fragen großteils mit *Ja* beantwortest, ist dein Feuer-Element vermutlich in Harmonie:

- Kann ich mich auch in herausfordernden Zeiten aus ganzem Herzen freuen?
- Habe ich freudvolle Träume?
- Schlafe ich friedlich?
- Fühle ich mich gesund und lebensfroh?

Fazit: 6. Kategorie – Feuer-Ungleichgewicht

Die Symptome der sechsten Kategorie erinnern an ein Feuer-Ungleichgewicht. Viele der Symptome müssen ärztlich abgeklärt werden. Zusätzlich wäre es laut TCM sinnvoll, dein Feuer-Element zu harmonisieren, etwa mit der Qigong-Übung für die sechste Burnout-Phase, der Feuer-Übung.

Wie geht es weiter?

Feuer und Yang in Harmonie

Ist dein Feuer-Element in Harmonie, wirkt sich das laut TCM positiv auf dein Yang sowie das Yin-Yang-Gleichgewicht aus (Abb. 10.11). Die Lebensfreude und Begeisterung, die mit einem gesunden Feuer-Element assoziiert werden, entsprechen einem gesunden, harmonischen Yang.

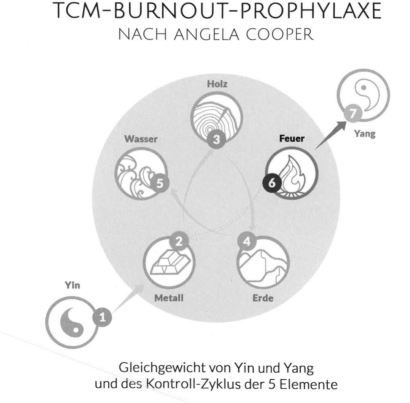

TCM-BURNOUT-PROPHYLAXE
NACH ANGELA COOPER
Holz
3
Wasser
5
Feuer
6
7
Yang
2
4
Yin
1
Metall
Erde
Gleichgewicht von Yin und Yang
und des Kontroll-Zyklus der 5 Elemente

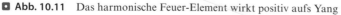

Abb. 10.11 Das harmonische Feuer-Element wirkt positiv aufs Yang

Feuer und Yang im Ungleichgewicht

Ein Feuer-Ungleichgewicht gefährdet das Yin-Yang-Gleichgewicht. Das Feuer-Element hat eine sehr direkte Verbindung zum Yang. Ein Ungleichgewicht im Feuer-Element ist daher meist auch verbunden mit einem gestörten Yang (◘ Abb. 10.12). Dieses läutet bereits die siebte Burnout-Phase ein. Mehr dazu im nächsten Kapitel!

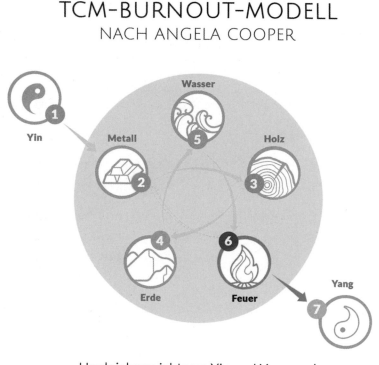

TCM-BURNOUT-MODELL
NACH ANGELA COOPER

Ungleichgewicht von Yin und Yang und
des Kontroll-Zyklus der 5 Elemente

◘ **Abb. 10.12**   Das gestörte Feuer-Element bringt Yin und Yang aus dem Gleichgewicht und wirkt sich oft negativ aufs Yang aus

Literatur

Zitierte Literatur

Burisch M (2010) Das Burnout-Syndrom – Theorie der inneren Erschöpfung. Springer, Berlin/ Heidelberg

Weiterführende Literatur

Lorenen U, Noll A (1998) Die Wandlungsphasen der traditionellen chinesischen Medizin – Band 4: Die Wandlungsphase Feuer. Müller & Steinicke, München

7. Burnout-Phase: Hoffnungslosigkeit und Verzweiflung – Yang-Schwäche

Inhaltsverzeichnis

Ergänzende Information Die elektronische Version dieses Kapitels enthält Zusatzmaterial, auf das über folgenden Link zugegriffen werden kann [https://doi.org/10.1007/978-3-662-63479-0_11]. Die Videos lassen sich durch Anklicken des DOI Links in der Legende einer entsprechenden Abbildung abspielen, oder indem Sie diesen Link mit der SN More Media App scannen.

© Springer-Verlag GmbH Deutschland, ein Teil von Springer Nature 2022
A. Cooper, *Erschöpfung und Burnout vorbeugen – mit Qigong und TCM*, https://doi.org/10.1007/978-3-662-63479-0_11

Fallbeispiel: Susanne H., Sekretärin, ist verzweifel

Susannes erster Gedanke nach dem Aufwachen: Nun ist auch noch ihr Mann ausgezogen! Ihr Leben hat schon lange keinen Sinn mehr. Als sie vor einem Jahr ihren Job verlor, war sie verzweifelt. Zwar fand sie bald einen neuen, aber der war außerordentlich stressig: Sie kam mit der digitalen Arbeitsweise nicht zurecht und niemand nahm sich die Zeit, sie in die neuen Aufgaben einzuführen.

Als bald darauf ihre beste Freundin starb, glaubte sie es anfangs nicht. Täglich erwartete sie, dass ihre Freundin durch die Tür käme und sie umarmte. Es dauert Monate, bis sie das erste Mal mit ihrem Mann darüber sprechen konnte. Dann aber konnte sie nicht mehr aufhören zu reden. Er war ihr einziger Trost in diesem abscheulichen Jahr. Aber nun ist auch er weg. Kein Wunder! Was hat sie schon zu bieten? Auch in der Arbeit wird sie gemieden: Alle sind genervt, weil sie ständig im Krankenstand ist. Vermutlich verliert sie bald ihren Job!

Aber ist es ihre Schuld, dass sie sich ständig verkühlt? Und auch ohne Erkältung hat sie morgens oft nicht mehr die Kraft aufzustehen; aber dafür hat ohnehin niemand Verständnis!

Sie ist verzweifelt. Alles hat sie verloren: die beste Freundin, den Kontakt zu den Kolleginnen, ihre Gesundheit, ihre Lebenskraft, ihren Mann und vermutlich bald ihre Arbeit! Nie wieder wird sie Anschluss finden! Sie ist erschöpft. Sie fröstelt. Susanne beschließt, gar nicht erst aufzustehen. Wie gestern und vorgestern auch. Was hat ihr das Leben noch zu bieten?

11

7. Burnout-Phase: Yang-Schwäche

Susannes Yang ist geschwächt: Schicksalsschläge schädigen das Yang. Umgekehrt ist es fast unmöglich, erschütternde Erlebnisse zu bewältigen, wenn das Yang schwach ist (◨ Abb. 11.1).

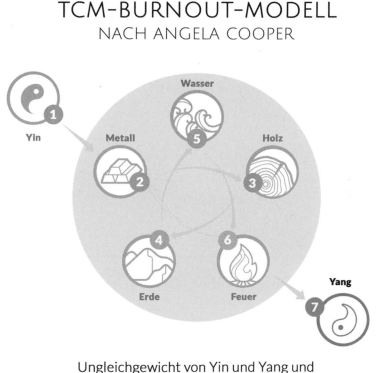

TCM-BURNOUT-MODELL
NACH ANGELA COOPER

Ungleichgewicht von Yin und Yang und
des Kontroll-Zyklus der 5 Elemente

◨ **Abb. 11.1**   7. Burnout-Phase: Yang-Schwäche

Yang ist das aktive Prinzip: Es schenkt uns Energie, Hoffnung, Antrieb, Lebenslust, Kraft, Freude, Begeisterung und das Gefühl, dass wir eine sinnvolle Aufgabe im Leben haben. Ist dein Yang in Harmonie, fühlst du dich hoffnungsvoll; du bist voller Lebenskraft; selbstsicher bewältigst du Herausforderungen und Stress; aktiv und energiegeladen gehst du deinen Weg.

Ist das Yang aber schwach, führt das zu Hoffnungslosigkeit: Man hat das Gefühl, das Leben hätte seinen Sinn verloren. Denn ohne die lebensbejahende Kraft des Yang verzweifelt man und gibt auf. Der Psychologe Matthias Burisch zählt in der 7. Burnout-Kategorie schwerwiegende Probleme auf, die aus TCM-Sicht einer Schwäche des Yangs entsprechen. Hier findest du eine Übersicht:

Übersicht: Symptome der 7. Burn-out-Kategorie
Burisch beschreibt in seinem Buch *Das Burnout-Syndrom* (2010) unter anderem folgende Symptome:
- Negative Einstellung zum Leben
- Hoffnungslosigkeit
- Gefühl der Sinnlosigkeit
- Selbstmordabsichten
- Existenzielle Verzweiflung

Im folgenden Abschnitt findest du eine Übersicht dieser Symptome aus TCM-Sicht: Darin vergleiche ich eine Yang-Schwäche mit der 7. Burnout-Kategorie (■ Abb. 11.2).

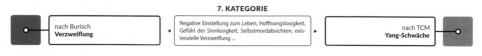

■ Abb. 11.2   Auf einen Blick: 7. Burnout-Phase

7. Burnout-Phase aus TCM-Sicht

Negative Einstellung zum Leben, Gefühl der Sinnlosigkeit und Hoffnungslosigkeit

Burnout ist oft begleitet von Hoffnungslosigkeit und einer negativen Einstellung zum Leben. Yang steht für das aktive Prinzip, das Aufsteigende, Wachsende, sich Ausbreitende. Damit einher gehen Hoffnung und eine positive Einstellung zum Leben. Selbst in schwierigen Situationen hilft ein starkes, gesundes Yang, dranzubleiben, die Hoffnung nicht aufzugeben, daran zu glauben, dass das Leben wieder besser wird und trotz aller Widrigkeiten den Sinn des großen Ganzen vor Augen zu haben. Ist das Yang geschwächt, breitet sich Hoffnungslosigkeit aus; die Einstellung zum Leben wird negativ und alles erscheint sinnlos.

Selbstmordabsichten und existenzielle Verzweiflung

Ohne die belebende, energie- und kraftspendende Kraft des Yang-Prinzips geht die Hoffnung verloren. In dieser Phase sind Betroffene tief verzweifelt und verlieren womöglich sogar den Willen zu leben. Die Frage, ob sich dieses Leben überhaupt noch lohnt, drängt sich qualvoll auf.

Achtung

Betroffene brauchen spätestens in dieser Phase *dringend* professionelle psychologische, psychotherapeutische, bzw. fachärztliche psychiatrische Unterstützung – besser allerdings deutlich früher! Aus TCM-Sicht wäre es außerdem wichtig, Yang aufzubauen sowie Yin und Yang zu harmonisieren – und zwar am besten *lange bevor* dieser extreme Zustand erreicht ist.

Ja statt nein zum Leben: Das gesunde Yang als Burnout-Prophylaxe

Ist das Yang schwach, trübt das die Freude am Leben und führt zu Hoffnungslosigkeit und tiefer Erschöpfung. Es ist daher wichtig, dass Yang bereits *im Vorfeld* zu pflegen.

Denn ein gesundes Yang schenkt dir jede Menge frischer Kraft – und es kann sogar helfen, den tieferen Sinn des Lebens zu entdecken. Hast du ausreichend harmonische Yang-Energie zur Verfügung, bist du zuversichtlich und lässt dich nicht leicht entmutigen. Denn mit der lebensbejahenden Kraft des Yang geht das Gefühl einher, den Aufgaben gewachsen zu sein. Mit einer gesunden Portion an frischer Yang-Energie hält dich Stress nicht davon ab, dich wohlzufühlen und freudig am Leben teilzunehmen. Ein starkes Yang schenkt Lebenskraft, Begeisterung und Antrieb. Das harmonische Yang wird assoziiert mit der Fähigkeit, das Leben in vollen Zügen zu genießen und im *Hier und Jetzt* zu leben. Das kraftvolle Yang kann dir also als Burnout-Prophylaxe dienen. Aber woher weißt du, ob dein Yang gesund oder bereits gefährdet ist? Im nächsten Abschnitt findest du ein paar Fragen zur Orientierung.

Woran erkennst du, ob dein Yang gefährdet ist?

Stell dir folgenden Fragen und beantworte sie so ehrlich wie möglich, um ein Gefühl dafür zu bekommen, wie es um dein Yang bestellt ist.
- Bist du verzweifelt?
- Fühlst du dich hoffnungslos?
- Erscheint dir das Leben sinnlos?
- Fühlst du dich völlig kraftlos und erschöpft?
- Möchtest du nicht mehr leben?

Wenn du die Mehrzahl dieser Fragen mit *Ja* beantwortest, ist aus TCM-Sicht dein Yang vermutlich geschwächt. Bitte hol dir unbedingt Hilfe und Unterstützung etwa bei einer Therapeutin, einem Psychologen, einer Ärztin oder fahr mit dem Taxi in ein Krankenhaus!

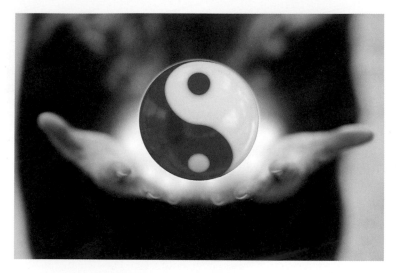

◘ **Abb. 11.3**   Das Yang schützen

Wie kannst du dein Yang schützen?

In der TCM ist man überzeugt: Es ist wichtig, dass du dein Yang vorbeugend pflegst – lange bevor es erschöpft ist! Du kannst dein Yang pflegen und eine Yin-Yang-Balance erreichen mithilfe der TCM – etwa mit Qigong, TCM-Ernährung, Selbstheilmassage und Meditation (◘ Abb. 11.3). In den folgenden Abschnitten findest du Angebote, wie du bereits *im Vorfeld* dein Yang pflegst – von morgens bis abends!

❯ Harmonisiere dein Yang bereits im Vorfeld! Ein starkes Yang schenkt Lebensglück!

So schützt du dein Yang mit Qigong in der Früh

Die Yang-Übung für die 7. Burnout-Phase

So fühlst du dich lebensfroh statt verzweifelt

Mit der Yang-Übung nährst du dein Yang und pflegst das Yin-Yang-Gleichgewicht. Die Übung bietet *vorbeugend* für die 7. Burnout-Phase gezielte Lösungs-Angebote für Körper, Seele und Geist.

Wann und wie lange üben?

Um dein Yang zu schützen, führst du die Übung am besten gleich in der Früh nach dem Aufstehen jeweils dreimal aus. So pflegst du dein Yang und stimmst dich positiv auf deinen Tag ein.

Übungsbeschreibung

- **Vorbereitung**

Du sitzt oder stehst aufrecht in der Qigong-Grundhaltung.

- **Körper/Bewegung**

Du öffnest deine Arme über die Seite zum Himmel und senkst sie anschließend vor dem Körper. Diese Übung ist die Abschluss-Figur. Daher wiederholst du sie 3-mal!

- **Atem**

Du lässt deinen Atem frei und intuitiv durch die Nase ein- und ausfließen. Dein Bauch dehnt sich beim Einatmen aus und zieht sich beim Ausatmen wieder sanft nach innen.

- **Geist/Vorstellung**

Du sammelst frische Energie und lässt sie in deinen Körper einströmen: Du strotzt vor Lebenskraft. Du bist gesund und glücklich; du genießt dein Leben – im Hier und Jetzt – liebevoll verbunden mit dir und mit anderen. Dein Yang ist kraftvoll und harmonisch; Yin und Yang sind in Harmonie.

▪ **Glücks-Satz**

Die Übung wirkt noch intensiver, wenn du sie mit dem Glücks-Satz verbindest. Dazu sprichst du während des Übens folgenden Satz aus – in Gedanken oder laut: *Ich bin gesund, glücklich und voller Lebenskraft. Ich genieße mein Leben mit mir und mit anderen – jetzt!* (◘ Abb. 11.4a–o).

Möchtest du dir die Yang-Übung ansehen? Hierzu gibt es ein Mitmach-Video (◘ Abb. 11.4o, Video 7):

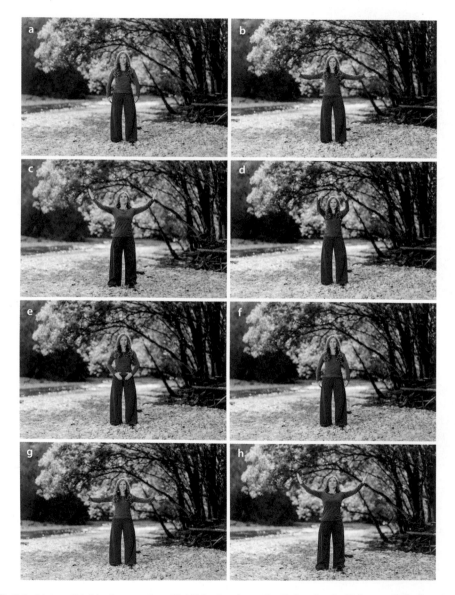

◘ **Abb. 11.4**   **a** Ich bin. **b** gesund. **c** glücklich. **d** und. **e** voller Lebenskraft. **f** ich. **g** genieße. **h** mein. **i** Leben. **j** mit. **k** mir. **l** und. **m** mit. **n** anderen. **o** jetzt (Video 7) (▶ https://doi.org/10.1007/000-79a)

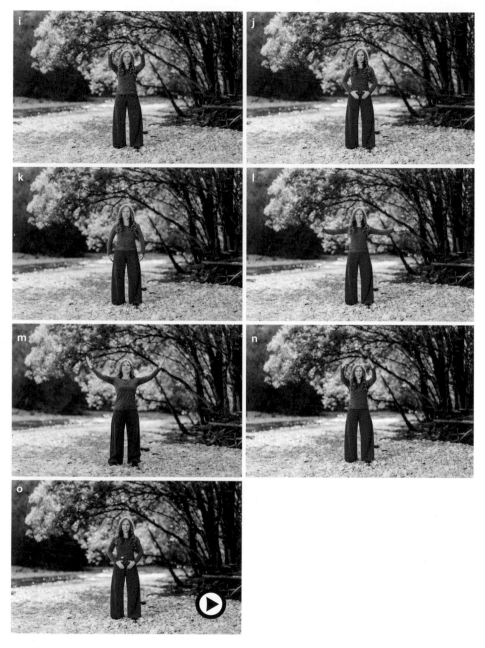

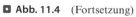 **Abb. 11.4** (Fortsetzung)

Nachwirken lassen

Die Übung wirkt besonders intensiv, wenn du dir nach dem Üben Zeit für dich gönnst. Vielleicht gehst du ins Freie? Vielleicht legst du dich hin? So kann die Übung nachwirken – und du stärkst deine Lebensenergie, dein Qi, noch mehr.

Wirkung

■ **Psyche**

Die 7. Burnout-Phase ist mit belastenden Glaubenssätzen verbunden wie etwa: *Ich bin verzweifelt.* In dieser Phase brauchen Betroffene *dringend* psychologische beziehungsweise fachärztliche Hilfe!

Dein Yang pflegst du daher am besten, lange *bevor* es erschöpft ist. Richtest du etwa die Aufmerksamkeit täglich auf stärkende Gedanken, pflegst du *vorbeugend* dein Yang. Vielleicht passen im Vorfeld folgende yang-stärkende Glücks-Sätze: *Ich bin gesund, glücklich und voller Lebenskraft. Ich genieße mein Leben mit mir und mit anderen – jetzt.*

Näherst du dich aber bereits der 7. Phase, empfindest du vermutlich diese Worte als völlig unrealistisch. Vielleicht passen andere besser, etwa: *Ich achte darauf, was heute besser ist als gestern.*

■ **Körper**

Bei dieser Übung führst du Bewegungen aus, die Gesundheit, Glück und Lebenskraft signalisieren – nicht nur deiner Umwelt, sondern auch deinem Gehirn. Dadurch können deine Glücks-Sätze Realität werden für Körper, Seele und Geist – mit jedem Üben mehr und mehr.

■ **Atem**

Die Übung vertieft deine Atmung, dadurch tankst du frische Energie.

■ **Energie**

Die Übung pflegt den Meridian *Du-Mai*, auch *Vater aller Yang-Meridiane* genannt. Wie dieser Beiname nahelegt, pflegt der Meridian das Yang und harmonisiert gleichzeitig den Yin/Yang-Haushalt. Ein gesundes Yang kann laut TCM helfen, vor Lebenskraft, Glücksgefühl und Gesundheit zu strotzen, das Leben zu bejahen und sogar den Lebenssinn zu entdecken. Das kraftvolle, harmonische Yang schenkt:

- Liebe zum Leben,
- frische Energie,
- Selbstvertrauen,
- Motivation,
- freudvolle Aktivität,
- Begeisterung und
- Lebenslust.

■ **Allgemein**

Bei der Übung sind Körperhaltung, Bewegung, Atem, Qi (Lebens-Energie), Vorstellungskraft und Gedanken (Glücks-Satz) harmonisch aufeinander abgestimmt, sodass die Übung ganzheitlich und intensiv bis in die Tiefe wirkt.

❯ Mit der Yang-Übung in der Früh stimmst du dein Unbewusstes auf einen Tag voller Lebensglück ein!

Wie du deinen Tag beginnst, färbt die Stimmung bis zum Abend. Aber auch untertags kannst du immer wieder frische Energie tanken: Vielleicht möchtest du mittags nochmal deinem Yang Gutes tun? Im nächsten Abschnitt findest du einige TCM-Ernährungs-Tipps von Katharina Ziegelbauer sowie ein TCM-Rezept von Gerlinde Winkler.

So schützt du dein Yang mit einer TCM-Mahlzeit zu Mittag

Auch zum Yang habe ich TCM-Ernährungs-Expertin Katharina Ziegelbauer interviewt. Hier findest du ihre Ernährungs-Tipps.

■ ■ **Angela Cooper**

In der ersten Phase eines Burnouts zeigt sich eine Yin-, in der letzten eine Yang-Schwäche. Wenn die lebensbejahende Kraft des Yangs nicht mehr da ist, fehlt ein ganz wichtiger Aspekt. Dann entsteht Hoffnungslosigkeit, Sinnlosigkeit bis hin zu existenzieller Verzweiflung – eine negative Einstellung zum Leben. Genauso negativ ist es natürlich, wenn das Yin nicht mehr da ist, wir brauchen ja immer beides. Gibt es da etwas, was ich dann mit der Nahrung machen könnte, wenn mein Yang ganz schwach ist?

■ ■ **Katharina Ziegelbauer**

Das Yang steht für das Feuer, für das Lebensfeuer. Das heißt, dass dieses warme Essen wieder ganz wichtig ist. Das Kalte soll man möglichst reduzieren. Also wirklich gekocht essen, Rohkost stark reduzieren, nichts direkt aus dem Kühlschrank essen oder trinken, das heißt auch keine kalten Getränke. Und man kann dann auch noch, um das Yang quasi aufzuwecken, Gewürze nehmen, die wieder in Richtung Wärme gehen. Mit den erhitzenden Gewürzen würde ich immer aufpassen, einfach deshalb, weil sie so eine starke Wirkung haben. Aber die wärmenden, wie zum Beispiel getrocknete Kräuter, Kardamom, Kümmel, Kreuzkümmel, Koriander, die sind alle super, weil sie eben wärmen. Sie helfen der Verdauung und regen auch das Yang an. Natürlich kann man auch ein bisschen Ingwer zum Kochen verwenden, aber ich würde ihn nur in Maßen einsetzen. Ingwer regt natürlich das Yang an, so wie Pfeffer. Aber das Wichtigste für das Yang ist dieses regelmäßige gekochte Essen.

 Wichtig fürs Yang: Regelmäßig essen – und zwar Gekochtes!

Möchtest du deinem Yang etwas Gutes tun? Im nächsten Abschnitt findest du ein Rezept von der TCM-Expertin Gerlinde Winkler, um dein Yang zu nähren.

Ingwer-Lauchsuppe

TCM-Rezept zum Nähren des Yang von Gerlinde Winkler[1]

Zutaten
- 1 große Kartoffel
- 2 Stangen Lauch
- 1 Stück Ingwer[2]
- 1 Zwiebel, 1 Knoblauchzehe
- 3 EL Rapsöl
- 800 ml Gemüsebrühe
- Kardamom, weißer Pfeffer
- 2 EL Obers
- Kresse

11

Zubereitung
- 1 große Kartoffel schälen und in Würfel schneiden, 2 Stangen Lauch in Ringe schneiden, 1 fingergroßes Stück Ingwer schälen und feinwürfelig schneiden, 1 Zwiebel und 1 Knoblauchzehe kleinschneiden.
- Alles in 3 EL Öl gut durchrösten.

---

1   Anmerkung von Gerlinde Winkler: Dieses Rezept ist speziell zum beschriebenen Energiezustand kreiert, nährt das Yang und unterstützt die Harmonisierung von Yin und Yang. Die Wirkung ergibt sich sowohl durch die aufeinander abgestimmten Zutaten und Gewürze als auch durch die Zubereitungsarten in den einzelnen Schritten. Um die optimale Wirkung zu genießen, empfiehlt es sich daher, auch die Details in der Zubereitung zu beachten. Mengenangaben für ca. 4 Portionen. Dieses vegetarische Rezept kann mit Leichtigkeit vegan zubereitet werden: einfach statt Sahne das entsprechende veganen Produkte verwenden.
2   Anmerkung von Gerlinde Winkler: Wenn Hitzezeichen vorliegen, bitte den Ingwer äußerst sparsam verwenden. In der TCM gelten etwa folgende Symptome als Hitzezeichen: sehr trockene und gerötete Haut, gerötete Augen, schneller Puls, generelles Hitzegefühl.

- Mit 800 ml Gemüsebrühe aufgießen und mit Kardamom und weißem Pfeffer würzen.
- 15 min kochen lassen.
- Pürieren und 2 EL Obers unterziehen.
- Mit ein paar Lauchringen und Kresse garniert servieren.

Ich hoffe, du genießt diese Mahlzeit! Vielleicht möchtest du abends nochmal deinem Yang Gutes tun – etwa mit Meditation?

So schützt du dein Yang mit Meditation am Abend

Diese Meditation pflegt dein Yang (◘ Abb. 11.5). Wenn du unter Yang-Mangel leidest, kannst du sie einige Minuten lang am frühen Abend ausführen. Laut TCM fühlst du dich so am nächsten Morgen frischer. Du kannst diese Meditation aber auch zu einer anderen Tageszeit ausführen – immer dann, wenn du dein Yang aufbauen möchtest.

Wichtig   Diese Übung ist *nur dann* für den Abend geeignet, wenn du unter akutem Yang-Mangel leidest. Ansonsten regt sie zu sehr an. Bitte teste zuvor, wie du dich nach dieser Meditation fühlst: Bist du frisch und wach, führst du sie besser am Morgen oder Vormittag aus.

Yang-Meditation

- **Körper**

Du stehst oder sitzt aufrecht in der Qigong-Grundhaltung oder du liegst am Rücken.

- **Atem**

Du lässt deinen Atem frei durch die Nase ein- und ausströmen. Dein Bauch dehnt sich beim Einatmen sanft aus, beim Ausatmen zieht er sich wieder sanft nach innen.

- **Vorstellung**

Die Sonne geht strahlend hinter dir auf. Du spürst, wie dein Rücken wohlig warm wird. Jede Pore der Hinterseite deines Körpers öffnet sich; funkelndes Sonnenlicht strömt über die Haut ein und breitet sich im ganzen Körper aus.

- **Abschluss**

Das Licht strömt zum Unterbauch, wo es sich im Dantian sammelt – im Energie-Zentrum unterhalb deines Nabels.

◘ **Abb. 11.5**   Die Yang-Meditation – strahlendes Licht wärmt dir den Rücken

11

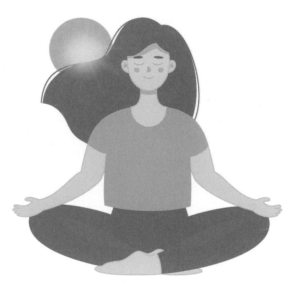

YANG-MEDITATION

Vorstellung:

Die Sonne geht strahlend hinter dir auf. Du spürst, wie dein Rücken wohlig warm wird. Jede Pore der Hinterseite deines Körpers öffnet sich; funkelndes Sonnenlicht strömt über die Haut ein und breitet sich im ganzen Körper aus. Atem frei fließen lassen!

❯ Führ die Yang-Meditation zu unterschiedlichen Zeiten aus und finde so heraus, wann sie dir besonders gut tut. Die Yang-Meditation pflegt die Yang-Qualitäten. Lebenskraft und Lebensglück werden mit einem gesunden Yang assoziiert.

Du hast gerade keine Zeit für eine Meditation? Auch mit kleinen Übungen kannst du viel bewirken. Im nächsten Abschnitt findest du daher einige TCM-Tipps und Übungen, die du mühelos in dein Leben integrieren kannst.

So schützt du dein Yang zwischendurch

Mit den folgenden Mini-Übungen und TCM-Methoden sammelst du im Alltag Energie und pflegst dein Yang–etwa mit der Selbstheilmassage. Die Beschreibung dazu findest du auf der nächsten Seite.

Die Kraft der Selbstheil-Massage: Du-Mai

Du kannst diese Massage ausführen, wenn du einen Energie-Schub brauchen könntest. Du sitzt, stehst oder liegst am Bauch und streichst mit beiden Daumen sanft den Rücken entlang: von unten nach oben. Weiter geht es über den Nacken, den Hinterkopf bis zur Oberlippe (siehe ◘ Abb. 11.6). Anschließend lässt du die Hände bis zum Unterbauch sinken. Die Hände halten dabei etwa eine Faustbreit Abstand zum Körper und die Handteller schauen zum Körper. Dreimal wiederholen, oder sooft es dir im Moment guttut.

Tipp: Wenn du mit den Händen nicht den ganzen Meridian entlang streichen kannst, arbeite stattdessen mit der Vorstellung: Leite deine Aufmerksamkeit die Stellen entlang, die du mit den Händen nicht erreichst.

Du-Mai

Der Meridian *Du-Mai* entspringt beim Ende des Steißbeins (also am unteren Ende der Wirbelsäule) und verläuft über die hintere Mittellinie des Körpers, läuft dann weiter über den Kopf bis zur Oberlippe. *Du-Mai* verbindet alle Yang-Meridiane.

❯ Gut fürs Yang: Du-Mai massieren!

11

◘ **Abb. 11.6**   Du-Mai

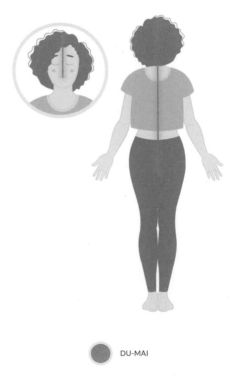

DU-MAI

Die Kraft der Akupressur: Du-Mai 20

Mit dieser Akupressur harmonisierst du dein Yin-Yang-Gleichgewicht und pflegst gleichzeitig dein harmonisches Yang. Vielleicht gönnst du dir ab und an etwas Zeit für diese Akupressur – als kleine Erfrischungs-Pause! Du kannst dabei sitzen, stehen oder liegen. Du massierst sanft pulsierend mit beiden Mittelfingern den Akupressur-Punkt *Du-Mai 20* – drei tiefe Atemzüge lang. *Du-Mai 20* befindet sich am Scheitelpunkt, also am höchsten Punkt deines Kopfes (siehe Abbildung ◨ Abb. 11.7). Achte während der Akupressur darauf, dass deine Füße satt auf dem Boden stehen. Wenn du aber liegst, spür deine Unterlage, während du diesen Punkt massierst.

❯ Gut fürs Yang: *Du-Mai 20* massieren!

◨ **Abb. 11.7** Du-Mai 20 massieren für dein Yang

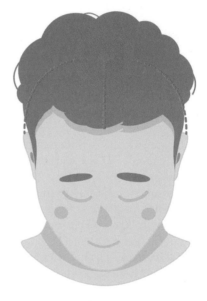

DU-MAI 20

AKUPRESSUR FÜR DEIN
YANG

Mit beiden Mittelfingern sanft
pulsierend massieren.

Die Kraft der Farben: helle, strahlende Farben

Auch Farben beeinflussen laut TCM deine Gesundheit und wie du dich fühlst: Helle, strahlende Farben nähren dein Yang. Du kannst sie daher bewusst einsetzten, um dein Yang zu pflegen, etwa indem du

— zwischendurch deine Aufmerksamkeit bewusst auf Helles lenkst: etwa indem du bei Tageslicht aus dem Fenster schaust oder ins Freie gehst,

— bei Sonnenaufgang spazieren gehst und das immer heller werdende Licht genießt,

— dich ab und zu in hellen Farben kleidest, etwa eine helle Jacke trägst,

— helle Lebensmittel isst, zum Beispiel Sellerie,

— Akzente in deiner Wohnung setzt, zum Beispiel mit hellen Vorhängen,

— zwischendurch ein paar Atemzüge lang die Augen schließt und dir vorstellst, du wärst von Kopf bis Fuß in helles, strahlendes Licht gehüllt.

❯ Gut fürs Yang: Zwischendurch die Aufmerksamkeit auf Helles lenken!

Die Kraft der gesunden Gewohnheiten

Auch mit kleinen Änderungen kannst du dein Yang pflegen – am besten lange bevor es schwächelt.

— Immer wieder zwischendurch darauf achten, aufrecht zu stehen, zu sitzen und zu gehen – so als würde ein unsichtbarer Faden deinen Körper sanft in die Länge ziehen.

— Zwischendurch Bewegungen ausführen, die sich nach oben hin öffnen.

— Täglich vor dem Aufstehen aufschreiben, wofür du dankbar bist, selbst wenn es nur eine Kleinigkeit sein sollte – oder Grundlegendes, zum Beispiel ein Dach überm Kopf. Vielleicht kaufst du dir dafür ein Dankbarkeitsbuch etwa das *6-Minuten-Tagebuch*. Du findest es im Buchhandel.

— Zwischendurch bewusst aufrichten, die Arme über den Kopf heben, die Hände zu Fäusten ballen und einige Atemzüge lang in dieser Position stehen.

— Abends aufschreiben, welche Erlebnisse heute schön, angenehm oder aber einfach nur ein wenig besser als sonst waren – selbst falls es sich nur um Kleinigkeiten handeln sollte.

❯ Gut fürs Yang: Aufrecht stehen, gehen und sitzen!

11

Die Kraft der Gedanken: Glücks-Sätze

In der 7. Burnout-Phase kann man sich kaum aufraffen, Glücks-Sätze auszusprechen. Sie scheinen zu weit entfernt von der Realität. Ideal wäre es daher, schon lange vor der 7. Phase das Yang zu pflegen, unter anderem mit Glücks-Sätzen. Hier ein paar Impulse!

- Ich sage Ja zum Leben.
- Ich entscheide mich fürs Leben.
- Ich liebe das Leben.
- Ich genieße mein Leben.
- Ich gehe meinen Weg.
- Ich bin selbstbewusst und stark.
- Ich bin kraftvoll.
- Ich glaube an mich.
- Ich bin es wert, mein Leben zu genießen.
- Ich lebe im Hier und Jetzt.
- Jeden Tag lerne ich mehr und mehr, mein Leben zu schätzen.
- Ich bin gesund, energiegeladen und glücklich.
- Ich bejahe das Leben.
- Ich lebe im Moment.
- Ich stehe kraftvoll für mich ein.
- Ich stehe kraftvoll für mich und meine Mitmenschen ein.
- Ich genieße mein Leben – mit mir und mit anderen.
- Ich spüre die Kraft des Yang.
- Ich öffne mich für die Energie des Yang.
- Yin und Yang sind in Harmonie.

❯ Gut fürs Yang: Gedanken, die das Leben bejahen!

So schützt du dein Yang mit Hilfe von außen

Eine TCM-Ärztin, TCM-Praktiker oder eine Psychologin können dich unterstützen, dein Yang zu stärken.

Wie erkennst du, dass dein Yang wieder gesund ist?

Wenn sich dein Yang erholt, schenkt es frische Lebenskraft, Begeisterung und Lebensfreude. Eine gesunde Yin-Yang-Balance kann laut altchinesischer Philosophie helfen, den Sinn des Lebens zu spüren. Sobald du folgende Fragen großteils mit *Ja* beantwortest, ist dein Yang vermutlich in Harmonie:

- Fühle ich mich auch in herausfordernden Zeiten hoffnungsvoll?
- Bin ich auch in stressigen Zeiten dankbar für das, was ich habe?
- Finde ich auch in schwierigen Zeiten Sinn im Leben?
- Fühle ich mich energiegeladen auch in herausfordernden Phasen?
- Bin ich zuversichtlich?
- Fühle ich mich innerlich und äußerlich stark?

Fazit: 7. Kategorie – gefährdetes Yang

Die 7. Kategorie ist geprägt durch eine Schwäche des Yang. Wenn du die weiter oben beschriebenen Symptome bei dir erkennst, ist es wichtig, dir Hilfe zu holen! Je früher je lieber! Aus TCM-Sicht gilt: Pflege dein Yang und das Yin-Yang-Gleichgewicht, lange *bevor* es zu einer Yang-Schwäche kommt.

11

Wie geht es weiter?

Nun hast du einen Überblick erhalten über die 7 Burnout-Phasen aus TCM-Sicht. Wenn du das Gefühl hast, dass du mitten im Burnout steckst, oder davon gefährdet bist, gilt das Yin-Yang-Prinzip! Gönn dir Hilfe von außen (Yang): Es gibt viele Menschen, die dich unterstützen können, wieder Kraft und Energie zu tanken. Gönn dir Hilfe von innen (Yin): Tu dir selbst Gutes, etwa mit *Burnout-Prophylaxe-Qigong*.

Im nächsten Kapitell findest du alle 7 Übungen des *Burnout-Prophylaxe-Qigong* im Überblick: mit Bildern und einem Mitmach-Video!

Literatur

Zitierte Literatur

Burisch M (2010) Das Burnout-Syndrom – Theorie der inneren Erschöpfung. Springer, Berlin/ Heidelberg

Weiterführende Literatur

Kaptchuk TJ (2010) Das große Buch der chinesischen Medizin: Die Medizin von Yin und Yang in Theorie und Praxis. Knaur-Taschenbuch, München

Burnout-Prophylaxe-Qigong: Alle Übungen auf einen Blick

Ergänzende Information Die elektronische Version dieses Kapitels enthält Zusatzmaterial, auf das über folgenden Link zugegriffen werden kann [https://doi.org/10.1007/978-3-662-63479-0_12]. Die Videos lassen sich durch Anklicken des DOI Links in der Legende einer entsprechenden Abbildung abspielen, oder indem Sie diesen Link mit der SN More Media App scannen.

Vielleicht hast du beim Lesen bereits ein Gefühl dafür entwickelt, welches Element aus dem Gleichgewicht geraten ist? Dann kannst du die entsprechende Qigong-Übung dreimal täglich ausführen – am besten gleich nach dem Aufstehen. Das Schöne dran: Die Übungen wirken aus TCM-Sicht ausgleichend, du kannst sie daher jederzeit ausführen – unabhängig davon, ob das entsprechende TCM-Energie-Muster gerade bei dir vorliegt oder nicht. Denn in der TCM gilt: *Vorbeugen ist besser als heilen!*

Vielleicht übst du sogar die *ganze* Übungsserie, um gleich in der Früh Energie zu sammeln, die 12 Hauptmeridiane zu harmonisieren und dich auf einen freudigen Tag einzustimmen. Oder du übst sie am Abend, weil du dich dabei entspannst und dein Kopf frei wird?

In diesem Kapitel findest du die gesamte Burnout-Prophylaxe-Übungsserie. Ich nenne sie: *Aufblühen statt ausbrennen.* Zur Erinnerung: Für jede der 7 Phasen gibt es eine Übung, die dich auf körperlicher, energetischer und geistiger Ebene unterstützt, wieder Kraft zu tanken.

Die einzelnen Übungen hast du bereits kennengelernt. Hier findest du die gesamte Serie im Überblick: mit Bildern sowie Videos. Außerdem findest du am Ende ein Plakat mit allen Übungen auf einem Blick sowie einem Video der gesamten Abfolge zum Mitmachen.

Du kannst dir die Plakate (◙ Abb. 12.1, 12.2, 12.3, 12.4, 12.5, 12.6, 12.7, 12.8, und 12.9) ausdrucken und als Übungshilfe aufhängen – etwa auf der Wand gegenüber deinem Bett oder über deinem Schreibtisch; so erinnerst du dich automatisch daran zu üben. Übrigens: Das Video mit der vollständigen Übungsfolge (◙ Abb. 12.9, Video 8) für alle 7 Phasen dauert nur 3 Minuten! Viel Freude damit!

12

BURNOUT-PROPHYLAXE-QIGONG
NACH ANGELA COOPER

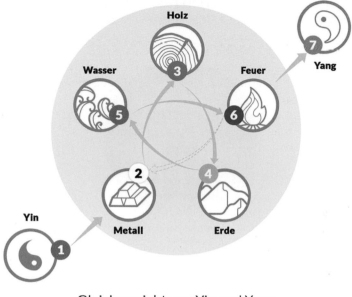

Gleichgewicht von Yin und Yang
und des Kontroll-Zyklus der 5 Elemente

■ **Abb. 12.1**   Eine Qigong-Übung für jede Phase als Burnout-Prophylaxe

YIN-ÜBUNG
DAS YIN NÄHREN UND EINEN YIN-YANG-
AUSGLEICH SCHAFFEN

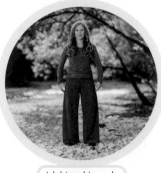

Ich bin ruhig und
gelassen.

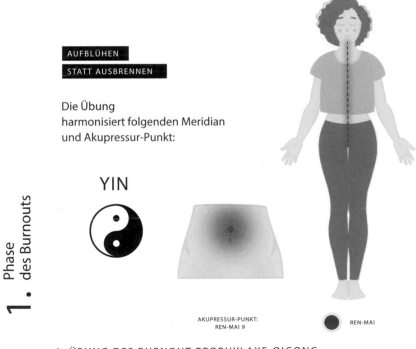

AUFBLÜHEN

STATT AUSBRENNEN

Die Übung
harmonisiert folgenden Meridian
und Akupressur-Punkt:

YIN

**1. Phase
des Burnouts**

AKUPRESSUR-PUNKT:
REN-MAI 9

REN-MAI

Fotos: Sabine Kirchner

1. ÜBUNG DES BURNOUT-PROPHYLAXE-QIGONG
nach Angela Cooper

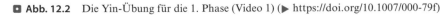

▶ **Abb. 12.2**   Die Yin-Übung für die 1. Phase (Video 1) (▶ https://doi.org/10.1007/000-79f)

GOLD-ÜBUNG
DAS METALL-ELEMENT HARMONISIEREN

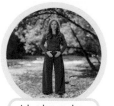

Ich erkenne das
Kostbare in mir

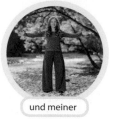

und meiner

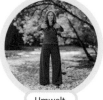

Umwelt.

Die Übung harmonisiert
folgende Meridiane und Akupressur-Punkte:

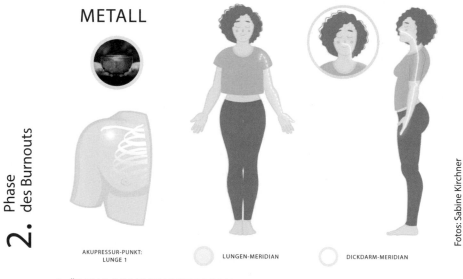

METALL

2. Phase des Burnouts

AKUPRESSUR-PUNKT:
LUNGE 1

LUNGEN-MERIDIAN

DICKDARM-MERIDIAN

Fotos: Sabine Kirchner

2. ÜBUNG DES BURNOUT-PROPHYLAXE-QIGONG
nach Angela Cooper

◻ **Abb. 12.3** Die Metall-Übung für die 2. Phase (Video 2) (▶ https://doi.org/10.1007/000-79c)

HOLZ-ÜBUNG
DAS HOLZ-ELEMENT HARMONISIEREN

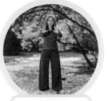
Ich

lasse Altes los:

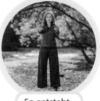
So entsteht

Raum für Neues.

Die Übung harmonisiert
folgende Meridiane und Akupressur-Punkte:

12

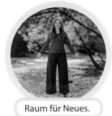

HOLZ

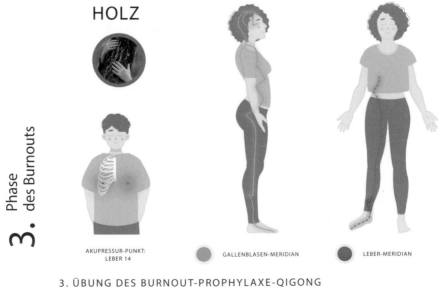

AKUPRESSUR-PUNKT:
LEBER 14

GALLENBLASEN-MERIDIAN

LEBER-MERIDIAN

Fotos: Sabine Kirchner

3. Phase des Burnouts

3. ÜBUNG DES BURNOUT-PROPHYLAXE-QIGONG
nach Angela Cooper

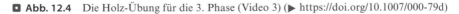

◘ **Abb. 12.4**   Die Holz-Übung für die 3. Phase (Video 3) (▶ https://doi.org/10.1007/000-79d)

4

ERDE-ÜBUNG
DAS ERDE-ELEMENT HARMONISIEREN

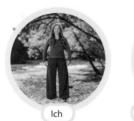

Ich

spüre frische Energie

in mir

und

um mich herum.

Die Übung harmonisiert
folgende Meridiane und Akupressur-Punkte:

ERDE

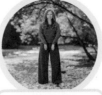

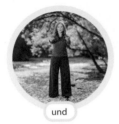

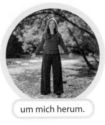

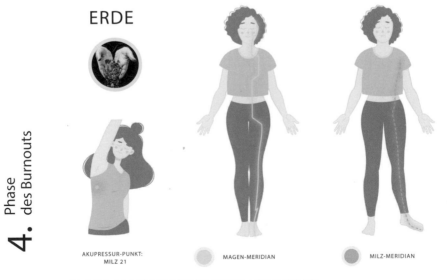

AKUPRESSUR-PUNKT:
MILZ 21

MAGEN-MERIDIAN

MILZ-MERIDIAN

4. Phase des Burnouts

Fotos: Sabine Kirchner

4. ÜBUNG DES BURNOUT-PROPHYLAXE-QIGONG
nach Angela Cooper

■ **Abb. 12.5** Die Erde-Übung für die 4. Phase (Video 4) (▶ https://doi.org/10.1007/000-79e)

WASSER-ÜBUNG
DAS WASSER-ELEMENT HARMONISIEREN

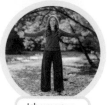
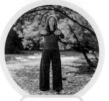
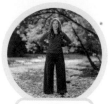

Ich umarme   die Urkraft   und stärke mir

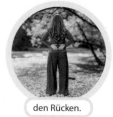

den Rücken.

Die Übung harmonisiert
folgende Meridiane und Akupressur-Punkte:

12

WASSER

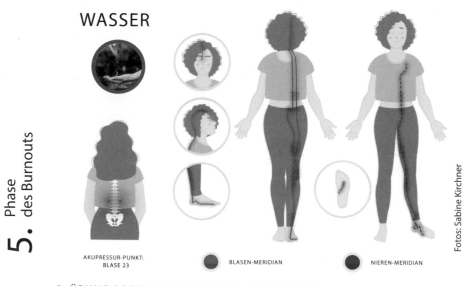

AKUPRESSUR-PUNKT:
BLASE 23   BLASEN-MERIDIAN   NIEREN-MERIDIAN

Fotos: Sabine Kirchner

5. Phase des Burnouts

5. ÜBUNG DES BURNOUT-PROPHYLAXE-QIGONG
    nach Angela Cooper

🔲 **Abb. 12.6**   Die Wasser-Übung für die 5. Phase (Video 5) (▶ https://doi.org/10.1007/000-79b)

FEUER-ÜBUNG
DAS FEUER-ELEMENT HARMONISIEREN

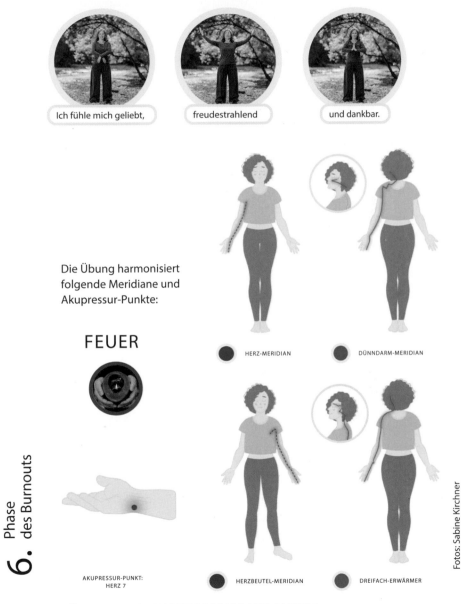

Ich fühle mich geliebt,   freudestrahlend   und dankbar.

Die Übung harmonisiert folgende Meridiane und Akupressur-Punkte:

FEUER

HERZ-MERIDIAN   DÜNNDARM-MERIDIAN

HERZBEUTEL-MERIDIAN   DREIFACH-ERWÄRMER

AKUPRESSUR-PUNKT: HERZ 7

6. Phase des Burnouts

Fotos: Sabine Kirchner

6. ÜBUNG DES BURNOUT-PROPHYLAXE-QIGONG
nach Angela Cooper

◼ **Abb. 12.7**   Die Feuer-Übung für die 6. Phase (Video 6) (▶ https://doi.org/10.1007/000-79g)

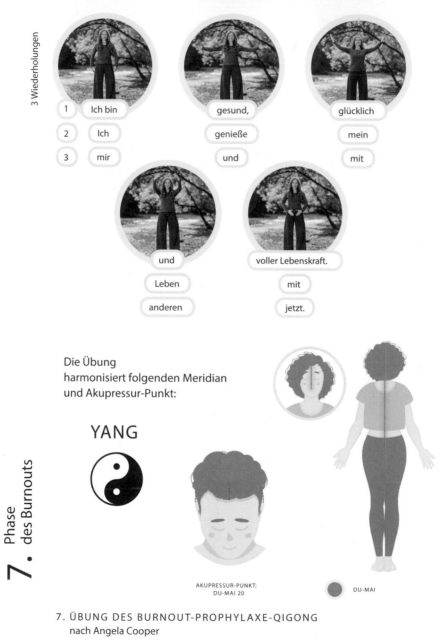

Abb. 12.8   Die Yang-Übung für die 7. Phase (Video 7) (▶ https://doi.org/10.1007/000-79h)

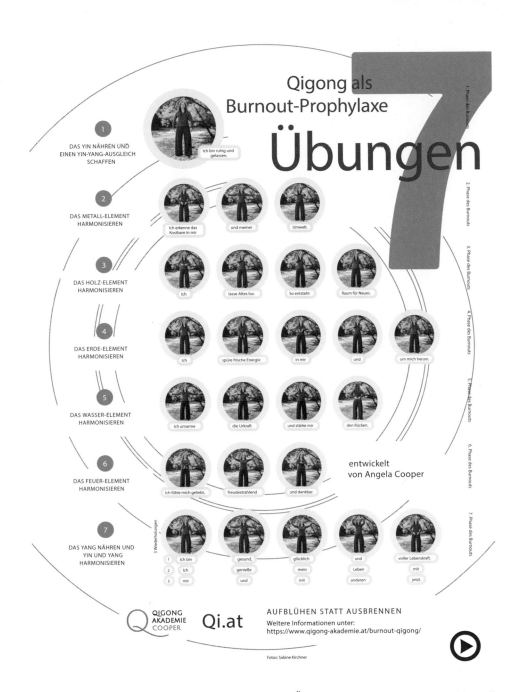

■ Abb. 12.9 Burnout-Prophylaxe-Qigong – alle Übungen auf einen Blick! (Video 8) (▶ https://doi.org/10.1007/000-79j)

Serviceteil

© Springer-Verlag GmbH Deutschland, ein Teil von Springer
Nature 2022
A. Cooper, *Erschöpfung und Burnout vorbeugen – mit Qigong und
TCM*, https://doi.org/10.1007/978-3-662-63479-0

Zum Abschluss mein Plädoyer für Qigong

Ich wünsche dir aus ganzem Herzen, dass du dich gut erholst, dich entspannst und frische Energie tankst. Ich freue mich, wenn Qigong dich auf deinem Weg begleitet. Denn ich bin überzeugt: Qigong kann helfen, Stress besser zu verarbeiten, sich nach herausfordernden Phasen wieder zu erholen und so ein Burnout zu lindern oder einem Burnout vorzubeugen. Denn Qigong entspannt Körper, Seele und Geist; Qigong schenkt Erfolgserlebnisse; Qigong schenkt frische Energie, Lebensfreude und Gelassenheit. Besonders schön: Jeder kann Qigong ausführen und sofort die wohltuende Wirkung erforschen.

Wenn du dir jeden Tag Zeit für Qigong nimmst, bedeutet das auch: Du nimmst dir jeden Tag Zeit nur für dich; du nimmst dich ernst, setzt dich für dich ein, bleibst dran, tust dir täglich etwas Gutes, verfolgst deine Ziele, verwöhnst dich, entspannst, genießt, bist aufmerksam, achtsam, fokussiert, lebst im Moment, achtest auf deine Bedürfnisse und gibst ihnen Raum. All das übst du mit Qigong und wirst hoffentlich bald merken, dass es dir auch außerhalb des Übens leichter fällt, auf dich zu achten und dich selbst liebevoll zu umsorgen.

Mit Qigong verbesserst du sowohl deine innere als auch deine äußere Haltung: Bald stehst du aufrechter und zentrierter. Das ist gut für deine Gesundheit, für Muskeln, Bänder, Knochen, Faszien, aber auch für deine Psyche. Du fühlst dich automatisch stärker, freier und glücklicher, wenn du aufrecht stehst: Eine gesunde, aufrechte Körperhaltung stärkt das Selbstwertgefühl, kann helfen bei Erschöpfung und Traurigkeit.

Vielleicht kennst du das? Wenn du aufrecht stehst und gehst, traust du dir mehr zu, bist tatkräftiger, energischer, selbstbewusster, präsenter und fröhlicher. Deine Mitmenschen merken es, lassen sich vielleicht sogar anstecken und sind dadurch auch dir gegenüber freundlicher und respektvoller.

Besonders gut tut es, wenn du bei Tageslicht draußen übst: Du lässt dich von der Sonne kitzeln und atmest tief die frische Luft ein, abends schläfst du dadurch voraussichtlich tiefer, bist morgens frischer und deine Abwehrkräfte stehen habt acht. Dein Geist ist frei, das Gedankenkarussell dreht sich langsamer, bis es endlich sanft zur Ruhe kommt. Du fühlst dich im *Hier und Jetzt* zu Hause, bist angekommen, ganz bei dir und genießt den inneren Frieden.

All das wünsche ich dir aus ganzem Herzen!
Deine Angela

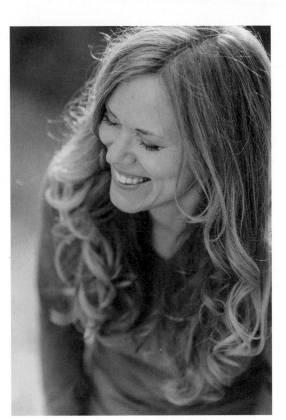

Danke

Ich danke dir, liebe Leserin, lieber Leser, dass du das Buch gelesen hast – sogar bis zur Danksagung! Danke für dein Interesse, deine Offenheit und deine Bereitschaft, dich ins Thema zu vertiefen!

Damit es mir heute möglich ist, mich bei dir zu bedanken, musste erst einiges passieren: Ich kann es kaum glauben, dass aus meiner Beschäftigung mit dem Thema Burnout und Qigong/TCM ein Buch geworden ist! Danke an alle, die das möglich gemacht haben!

Ich erinnere mich noch daran, wie mein Herz klopfte, als ich mein Exposé an den Springer-Verlag schickte. Niemals hätte ich erwartet, dass sich der Verlag innerhalb *weniger Tage* zurückmeldet! Aber bald darauf saß Renate Eichhorn vom Springer-Verlag bei mir im Wohnzimmer und wir besprachen, wie es weitergehen sollte! Anschließend lernte ich Kerstin Barton vom Springer-Verlag kennen. Von Anfang an haben mich die beiden kompetent, herzlich und motivierend auf jedem Schritt der Reise begleitet und nun sind wir angekommen am Ziel: Das Buch ist fertig. Herzlichen Dank!

Aber die Reise begann mehr als ein Jahrzehnt früher: spätestens beim Schreiben meiner Master-Thesis zum Themenkreis Burnout, TCM und Qigong. Voller

Freude danke ich meinem Master-Thesis-Betreuer Martin Stieger, Professor für Berufsbildung, für die kompetente, wertschätzende und dabei auch noch humorvolle Unterstützung! *Er* war es, der mir riet, aufbauend auf den Ergebnissen meiner Master-Thesis ein Buch zu schreiben.

Ich hätte allerdings weder die Master-Thesis noch das Buch schreiben können ohne das Wissen, das mir meine geschätzten Qigong- und TCM-Lehrenden weitergaben: Herzlichen Dank an Jumin Chen, Alexandra Gusetti, Qingshan Liu, Reinhard Peinsipp und Wolfgang Seiringer, bei denen ich meine Qigong- sowie TCM-Ausbildungen absolvierte.

Auch ohne meine Qigong-Schülerinnen und -Schüler wäre das Buch nie zustande gekommen. Ich danke euch für euer Engagement, eure Liebe zu Qigong, eure Begeisterung, eure spannenden Anregungen, Fragen und Gedanken! Und ich danke euch, dass ihr eure Erfahrungen mit mir teilt, wodurch ich so viel für dieses Buch, aber auch für mein Leben lerne!

Was ist ein Buch ohne die Inspiration von Expertinnen aus verwandten Gebieten? Mein herzlicher Dank gilt Gerlinde Winkler, TCM-Expertin, die extra für dieses Buch sieben TCM-Rezepte entwickelt hat – für jede der sieben Burnout-Phasen eines! Die Gerichte sind nicht nur köstlich, sondern auch leicht zu kochen. Und Gerlinde hat jedes Rezept speziell abgestimmt auf das entsprechende TCM-Muster!

Ich bedanke mich außerdem von Herzen bei Katharina Ziegelbauer, TCM-Ernährungsberaterin, für das ausführliche und spannende Interview sowie ihre zahlreichen, alltagstauglichen TCM-Tipps, wie man mit der Ernährung wieder Kraft aufbauen kann!

Mit all der Hilfe im Rücken konnte ich den Text schreiben; aber kaum ist die Grobfassung fertig, tauchen Zweifel auf: Ist der Text verständlich? Interessiert er jemanden? Ist er überhaupt aussagekräftig? Und hier kommen die Probe-Leserinnen ins Spiel. Herzlichen Dank allen, die bereit waren, mich zu unterstützen und den ersten Entwurf des Buches zu lesen, mir Hinweise zu geben, nachzufragen, zu korrigieren, zu motivieren und Rückmeldung zu geben!

Danke für die profunden Rückmeldungen aus psychologischer oder medizinischer Sicht von Petra Ahrweiler, Psychologin, Gabriele Birner, Psychotherapeutin, Mona Cooper, Ärztin in Ausbildung zur Fachärztin für Innere Medizin, Katja Koch, Fachärztin für Psychiatrie, und Petra Reiner, Fachärztin für Neurologie und Psychiatrie.

Danke für die wertvollen Rückmeldungen aus Qigong-Sicht an meine Fachkolleginnen, die Qigong-Lehrerinnen Ingrid Bauer, Gabriele Birner, Doris Jungbauer, Katja Koch, Eva Neumayer, Petra Reiner und Claudia Sonnefeld, Leiterin der Taiji-Schule Jena.

Danke für die hilfreichen Korrekturen und Anmerkungen zur Sprache und zur Verständlichkeit der Inhalte an meine Mama, Waltraut Cooper, an Nicolette Schafflinger und Anja Tiggesmayer!

Jede einzelne Anregung von euch allen hat mir geholfen und das Buch verändert. Ich danke für eure wertvolle Unterstützung!

Nachdem ich all die hilfreichen Rückmeldungen ins Buch eingearbeitet hatte, fehlte immer noch etwas Wichtiges: die Bilder zu den Übungen, die Videos, die Grafiken!

Danke daher an die Fotografin Sabine Kirchner, die einen wunderbaren Blick für Menschen, Atmosphäre und den Zauber des Augenblicks hat!

Danke dem Filmer Jörg Pattiss, der kleine Bewegung einfängt und großes Kino draus macht!

Danke an die Grafikerin Jennifer Scharf und den Grafiker Roland, die graue Theorie in bunte Praxis verwandeln.

Ihr alle habt dazu beigetragen, dass dieses Buch nun in meinen Händen liegt. Tatsächlich sind es aber noch viel mehr Personen, die mir geholfen haben, etwa die kompetente und verlässliche Qigong-Akademie-Assistentin Desiree Carlson, danke dir!

Ein weiteres Buch könnte ich füllen mit den Namen derer, die mich unterstützt haben. Euch allen sei hier gedankt! Ihr wisst, dass ich euch meine!

Zum Abschluss danke ich aus ganzem Herzen den Menschen, die mir am nächsten stehen: meinen Liebsten! Ohne eure liebevolle Unterstützung und euer Verständnis gäbe es dieses Buch nicht. Ich bedanke mich bei meinen lieben Freundinnen und Freunden, die immer ein offenes Ohr für mich hatten! Ich bedanke mich bei meiner wunderbaren Familie, die immer für mich da war!

Ich danke dir, liebe Mama, du bist mit mir als Kind durch die Wohnung getanzt, im Schwimmbad auf und ab gehüpft, weil ich das Plantschen des Wassers so liebte, du hast immer an mich geglaubt und warst meine erste Verlegerin: Jede meiner Zeichnungen hast du aufgehoben, um daraus ein Buch zu machen!

Ich danke dir, lieber Papa, du hast mir als Kind heiße Schokolade gekocht, wenn ich traurig war, bist mit mir zu den Schwänen und ihren frischgeschlüpften Jungen geradelt, daraufhin schrieb ich meine erste Geschichte mit dem Titel „Angelas Abenteuer", du hast immer an mich geglaubt und du hast mir das Sonnensystem mit Äpfeln und Orangen erklärt!

Ich danke euch, meine lieben Kinder, für die größte Freude meines Lebens: zu bestaunen, wie ihr euch von wunderbaren Babys zu wunderbaren Erwachsenen entwickelt habt – Menschen voller Liebe, Engagement, Warmherzigkeit und Begeisterung!

Ich danke dir, liebe Tochter, für die unbeschreibliche Freude, die ich empfand, wenn ich dir stundenlang zusah, wie du als Baby in meinen Armen schliefst!

Ich danke dir, lieber Sohn, für die unbeschreibliche Freude, die ich jedes Mal spürte, wenn du mir, kaum hattest du gehen gelernt, entgegenliefst und in meine Arme fielst!

Die Erinnerungen an all die zauberhaften Momente mit euch, von eurer Geburt bis jetzt, schenkt mir Kraft bei allem, was ich tue – also auch beim Schreiben dieses Buchs!

Es stimmt mich sehr zufrieden, ein Buch geschrieben zu haben. *Glücklich* aber macht es mich, dass es so viele Menschen gibt, denen ich dafür danken darf!

Angela

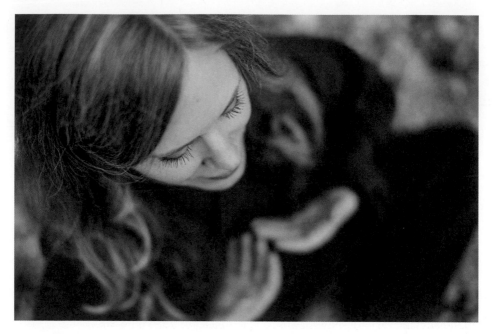

Danke!

Weiterführende Literatur

Ich freue mich über dein Interesse am Themenkreis *Qigong, TCM und Burnout*. Hier findest du einige der Bücher, die mich besonders inspiriert haben. Vielleicht ist etwas Spannendes für dich dabei?

Bauer W (2018) Geschichte der chinesischen Philosophie. C.H. Beck, München

Beresford-Cooke C (2013) Shiatsu – Grundlagen und Praxis. Elsevier, Urban & Fischer, München

Bödicker F, Bödicker M (2005) Schätze der chinesischen Kultur – Band 1: Philosophisches Lesebuch zum Tai Chi Chuan. Bödicker, Düsseldorf

Burisch M (2010) Das Burnout-Syndrom – Theorie der inneren Erschöpfung. Springer, Berlin/Heidelberg

Chen C (2006) Das I Ging der Antworten – Das älteste Orakel der Welt neu interpretiert. Ullstein, Berlin/Frankfurt am Main

Chen J (2009) Yiquan – der Weg zur Gesundheit: So trainieren Sie Körper und Geist. Verlagshaus der Ärzte, Wien

Chen J (2020) Medizinisches Qigong – Der Weg zur Gesundheit. Verlagshaus der Ärzte, Wien

Chen J, Gusetti A, Seiringer W (2008) Therapeutisches Qi Gong – Die Kunst der Arbeit mit Qi: Qi Gong als therapeutische Begleitung. Bacopa, Schiedlberg

Clark A (2003) Geheime Künste Qigong. TASCHEN GmbH, Köln

Cohen K (2019) Qigong: Grundlagen, Methoden, Anwendung. Nikol Verlagsges.mbH, Hamburg

Conelly DM (2002) Traditionelle Akupunktur – Das Gesetz der fünf Elemente. Bruno Endrich, Heidelberg

Eckert A (2010) Das Tao der Akupressur und Akupunktur – Die Psychosomatik der Punkte. Haug, Stuttgart

Eckert A (2012) Das heilende Tao – Die Lehre der fünf Elemente: Basiswissen für Shiatsu und Akupunktur, Qi Gong, Tai Ji und Feng Shui. Müller & Steinicke, München

Egger R, Zwick H, Shi YC, Knoll S (2007) Mehr Energie durch Shaolin-Qi Gong – Die Übungen der Mönche für Stressabbau und Leistungssteigerung. Springer, Berlin/Heidelberg/New York

Ewald H (1979) Akupunktur und Akupressur für jeden. Kaiser, Klagenfurt

Fischwenger A, Flucher R, Maichin-Puck R, Ranz F (2019) Die Acht Brokatübungen – Qigong für Gesundheit, Kraft und Wohlbefinden. Books on Demand, Norderstedt

Gusetti A (2012) Die Kunst des Qi Gong und Tai Chi – Alte Wege neu beschreiten. Bacopa, Schiedlberg

Gusetti A (2016) Therapeutisches Qi Gong – Die Kunst der Arbeit mit Qi: Qi Gong im Kontext chinesischer Medizin und Energetik. Bacopa, Schiedlberg

Hammer L (2000) Psychologie & chinesische Medizin. Joy, Oy-Mittelberg

Hedderich I (2012) Burnout – Ursachen, Formen, Auswege. C.H. Beck, München

Hinterthür P (2008) Qigong nach den Fünf Elementen. Gräfe Und Unzer, München

Hinterthür P (2010) Lotusblüten Qigong – Das Geheimnis der Lotusblüte: Der Qigong-Weg der Frau. Windpferd Verlagsgesellschaft mbH, Oberstdorf

Kaptchuk TJ (2010) Das große Buch der chinesischen Medizin: Die Medizin von Yin und Yang in Theorie und Praxis. Knaur-Taschenbuch, München

Kubiena G, Zhang XP (2008) Taiji Quan – Die Vollendung der Bewegung: 24 Übungen der Peking-Schule, Yang-Stil. Maudrich, Bern/München/Wien

Kubiena G, Zhang XP (2009) Duft-Qigong – Ein einfacher Weg zu innerer Harmonie. Maudrich, Bern/München/Wien

Kubny M (2002) Qi – Lebenskraftkonzepte in China: Definition, Theorie und Grundlagen. Haug, Stuttgart

Lin Y (2004) Weisheit des Lächelnden Lebens. Insel, Frankfurt/Leipzig

Linck G (2018) Yin und Yang – Die Suche nach Ganzheit im chinesischen Denken. Herder, Freiburg im Breisgau

Liu Q (2010) Qi-Gong – Der chinesische Weg für ein gesundes, langes Leben. Südwest, Marbach am Neckar

Lorenzen U, Noll A (1998) Die Wandlungsphasen der traditionellen chinesischen Medizin – Band 4: Die Wandlungsphase Feuer. Müller & Steinicke, München

Lorenzen U, Noll A (2000) Die Wandlungsphasen der traditionellen chinesischen Medizin – Band 5: Die Wandlungsphase Wasser. Müller & Steinicke, München

Lorenzen U, Noll A (2010) Die Wandlungsphasen der traditionellen chinesischen Medizin – Band 1: Die Wandlungsphase Holz. Müller & Steinicke, München

Lorenzen U, Noll A (2012) Die Wandlungsphasen der traditionellen chinesischen Medizin – Band 3: Die Wandlungsphase Erde. Müller & Steinicke, München

Lorenzen U, Noll A, Rochat de la Vallée E (2007) Die Wandlungsphasen der traditionellen chinesischen Medizin – Band 2: Die Wandlungsphase Metall. Müller & Steinicke, München

Maciocia G (2012) Die Grundlagen der Chinesischen Medizin. Elsevier, Urban & Fischer, München

Mandl M (2011) Ich Yin, du Yang: Der Dolmetscher für das Beziehungschinesisch. Bacopa, Schiedlberg

Mayer D (2010) Typgerecht trainieren: mit der Bewegungslehre nach den Fünf Elementen. BoD – Books on Demand, Norderstedt

Mertens W, Oberlack H (2015) Qigong. Gräfe und Unzer, München

Minar CP (2009) Der Weg des Meisters – Das Geheimnis des Qigong und der Traditionellen Chinesischen Medizin: „Die Kunst, das Leben mit einem Lächeln zu meistern". Südwest, München

Ni M (2011) Der Gelbe Kaiser – Das Grundlagenwerk der Traditionellen Chinesischen Medizin. Knaur MensSana TB, München

Nichterl C (2012) Die neue 5-Elemente-Küche – Rezepte für Gesundheit und Wohlbefinden: Fernöstliches Wissen – heimische Zutaten. Cadmos, München

Olvedi U (2009) Das stille Qigong nach Meister Zhi-Chang Li – Visualisierung und Harmonisierung der Lebenskräfte. S. Fischer, Frankfurt am Main

Oster Y (2013) Dao Shi – Qigong im Wechsel der Jahreszeiten: Die Übungen des Chen Tuan. Books on Demand, Norderstedt

Oster Y (2021) Seidenfaden Qigong – Entwicklung der Lebenskraft. Books on Demand, Norderstedt

Ploberger F (2006) Psychologische Aspekte in der Traditionellen Chinesischen Medizin. Bacopa, Schiedlberg

Ploberger F (2016) Die Grundlagen der Traditionellen Chinesischen Medizin. Bacopa, Schiedlberg

Redl F (2010) Die Welt der Fünf Elemente – Anwendungsbereiche in Theorie und Praxis. Bacopa, Schiedlberg

Schaufeli W, Enzmann D (2020) The burnout companion to study and practice – a critical analysis. CRC Press, Boca Raton

Unschuld P (1997) Chinesische Medizin. C.H. Beck, München

Urach H (2008) Keep burning: Burnout-Prophylaxe und -Therapie durch Shaolin-Qi Gong. Grin, München

Zheng B (2010) Authentisches Qigong in der chinesischen Tradition – Basiswissen für chinesische Heilkunst: Ein Weg zu Gesundheit und innerem Frieden. Schirner, Darmstadt

Ziegelbauer K (2019) TCM Praxis: Traditionelle Chinesische Medizin – Einfache Anwendungen in der Ernährung. Books on Demand, Norderstedt

Ziegelbauer K (2020) Mit Yin und Yang im Wechsel – TCM-Ernährung und Rezepte für die Frau ab 40. Kneipp, Wien

Stichwortverzeichnis